LES

EAUX MINÉRALES

DU

DÉPARTEMENT DE L'ARIÈGE

AR

Le Dʳ Hircan BONNANS

Si je ne suis pas à l'abri de l'erreur je cherche du moins à avoir l'avantage de ne tromper personne.

BORDEU.

PARIS

A. PARENT, IMPRIMEUR DE LA FACULTÉ DE MÉDECINE

A. DAVY, successeur

31, RUE MONSIEUR-LE-PRINCE, 31

1882

LES

EAUX MINÉRALES

DU

DÉPARTEMENT DE L'ARIÈGE

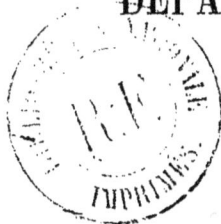

PAR

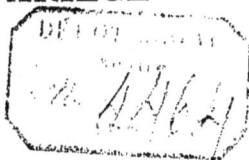

Le Dᶜ Hircan BONNANS

> Si je ne suis pas à l'abri de
> l'erreur je cherche du moins à
> avoir l'avantage de ne tromper
> personne.
>
> BORDEU.

PARIS

A. PARENT, IMPRIMEUR DE LA FACULTÉ DE MÉDECINE

A. DAVY, successeur

31, RUE MONSIEUR-LÉ-PRINCE, 31

1882

EAUX MINÉRALES DU DÉPARTEMENT

DE

L'ARIÈGE

> Si je ne suis pas à l'abri de l'erreur, je
> cherche du moins à avoir l'avantage de
> ne tromper personne.
>
> BORDEU.

AVANT-PROPOS.

Grouper les eaux minérales du département de l'Ariège et signaler leur utilité pratique, d'après les auteurs qui en ont fait une étude spéciale, tel est le but de ce travail.

Je paraîtrais manquer de modestie en mettant mes propres observations en parallèle avec celles des hommes supérieurs qui ont traité la matière, si la vérité et l'impartialité n'avaient été mes seuls guides dans le soin que j'ai mis à faire ressortir les ressources hydro-minérales de l'Ariège. J'ai cherché à ne me départir jamais de l'exacti-

tude, empreinte de ce cachet de simplicité qui seul, inspire
la confiance et, seul aussi, peut permettre à l'observateur,
si petit soit-il, de produire un effet utile.

Inutile de dire que mon travail est sans prétention, car
« *je ne fay point de doute qu'il ne m'advienne souvent, de
parler de choses qui sont mieux traitées chez les maistres du
mestier* ». Je ne me dissimule pas les imperfections et les
lacunes de ce travail; toutefois mon but sera atteint s'il
peut être de quelque utilité.

« *Si desint vires, tamen est laudanda voluntas.* »

Ce travail se divisera en trois parties principales :

La première comprendra la distribution géographique et
géologique des sources minérales, l'étude des rapports de
leur minéralisation avec les terrains d'où elles émergent et
l'étude de leurs propriétés physiques et chimiques.

L'hydrologie médicale ne peut se séparer de la chimie et
de la géologie : car si l'on veut faire une application raisonnée du médicament, il est indispensable d'avoir une
connaissance parfaite de sa composition. La nature du sol
et des substances qu'il renferme, l'âge géologique des failles
à travers lesquelles les sources viennent au jour, aideront
d'avance le chimiste dans la recherche des éléments qui
les minéralisent.

Les considérations suivantes de l'annuaire des eaux minérales de France viennent à l'appui de la méthode adoptée
dans ce travail : « On conçoit, a priori, que la composition des
sources minérales d'une contrée ne peut être indépendante
de sa structure minéralogique et géologique. Si l'on peut
penser, en effet, que certains éléments des eaux minérales
résultent de phénomènes étrangers aux roches immédia-

tement sous-jacentes, on ne peut se refuser à admettre que d'autres de ces matériaux existent dans le sol qu'elles tra-versent, soit qu'ils s'y trouvent dans la forme même qu'ils revêtent dans les eaux, soit qu'ils aient subi préalablement une transformation qui a facilité leur entraînement ».....

« L'étude de la distribution géographique et géognos-tique des sources minérales devra donc offrir un double in-térêt au point de vue de leur inégale répartition et de la prédominance de tel ou tel élément, dans les eaux de telle ou telle région particulière. » (*Annuaire des eaux minérales de France.*)

Dans la deuxième partie, nous nous occuperons des pro-priétés physiologiques et thérapeutiques des sources, et nous chercherons à déterminer, le mieux possible, le cadre des indications spéciales à chaque station, dans le but de faciliter le choix de l'eau minérale qui doit être, pour tout médecin, l'objet d'un examen consciencieux et raisonné.

La troisième partie, indiquera l'état actuel des stations et les *desiderata* qu'impose le degré d'infériorité de quel-ques-unes. Car, si notre pays de France n'a rien à envier au point de vue du nombre et de la variété de ses sources mi-nérales au pays d'Outre-Rhin, il lui est bien inférieur quant à la sollicitude dont il entoure cette richesse natio-nale.

D'un autre côté, nous dirons combien il serait à désirer que ces établissements soient rendus gratuitement publics, ou du moins, que l'accès en soit rendu plus facile à ceux que le sort a maltraité doublement. Sans doute, on a fait pour eux quelque chose, mais il reste encore beaucoup à faire : les pauvres doivent avoir avant les riches notre sollicitude. Il serait patriotique et charitable, que ces richesses natu-relles, qui sont, jusqu'ici, presque le monopole du riche, devinssent désormais la propriété du malade, riche ou pauvre.

Dans tous les pays abondamment pourvus de ces ressources thérapeutiques, l'ordonnance du médecin devrait, sans autre formalité, ouvrir les portes de ces temples que l'antiquité avait consacrés au dieu de la force, Hercule,et que les Romains, soucieux de la vigueur de leur armée et de leur peuple, installaient partout ou jaillissait une source.

« La question des eaux naturelles, dit Gubler, touche non seulement aux intérêts humanitaires et scientifiques, mais encore aux intérêts moraux et humanitaires du pays. Les eaux minérales ne sont pas, en effet, seulement appelées à guérir les malades, on leur demandera bientôt d'améliorer la race et d'accroître ainsi les forces vives de la nation pour laquelle elles constituent déjà une richesse territoriale d'une valeur incontestable. »

L'usage de nos eaux minérales libre et gratuit, mais toujours dirigé par les médecins, contribuerait d'une manière incontestable à l'accroissement du bien-être des populations pauvres, groupées autour d'elles.

Toutefois,avant de commencer, qu'il me soit permis d'adresser mes remerciements à mon père, pour les excellents conseils et les renseignements qu'il m'a fournis, et de témoigner aussi ma reconnaissance à M. Fugueron, pour l'empressement tout spontané avec lequel il a mis à ma disposition les renseignements qui m'étaient utiles.

PREMIÈRE PARTIE

CHAPITRE I.

Adossé à la haute crête qui forme la moitié ouest de la branche orientale des Pyrénées, le département de l'Ariège se trouve enclavé entre les départements de la Haute-Garonne à l'ouest et au nord, de l'Aude à l'est, des Pyrénées-Orientales au sud où la ligne de faîte formant frontière le sépare du territoire de la République d'Andorre et des provinces espagnoles de Lérida et de la Catalogne.

Ainsi rattaché directement à la grande chaîne des Pyrénées, le département de l'Ariège présente généralement un sol très accidenté; l'arrondissement de Foix (chef-lieu à 772 kilomètres de Paris) est en totalité montagneux; les plaines sont rares dans l'arrondissement de St-Girons. Seul l'arrondissement de Pamiers, qui comprend toute la partie nord du département, est presque tout entier constitué par des plaines. L'altitude minimum est de 220 mètres, l'altitude maximum de 3150 mètres.

Les Pyrénées ont dans l'Ariège leur plus grande largeur; elles s'y développent en trois grands chaînons d'inégale hauteur qui traversent tout le département dans des directions sensiblement parallèles entre elles.

Au sud, la grande chaîne des Pyrénées forme la frontière entre l'Espagne et le département de l'Ariège, depuis le pic de Crabère (2630 mètres) jusqu'au pic de la Cabanette (2841 mètres). A 25 kilomètres environ, au nord de cette grande arête, se développe, parallèlement à sa direction sur une étendue de 80 kilomètres, le second chaînon non moins considérable; c'est la montagne de Tabes qui prend naissance au pic de Camporeils, sur la limite du département des Pyrénées-Orientales, et vient mourir à l'ouest du pic Fonfrède (1642) sur la rive droite du Salat.

Les montagnes de Plantaurel (*petites Pyrénées* de Leymerie) constituent le troisième chaînon et limitent au nord la partie montagneuse du département. Elles se détachent des montagnes de l'Aude au signal de Saint-Colombe au nord de la forêt de Bélesta, et se développent à 15 kilomètres au Nord du chaînon précédent; l'altitude moyenne est de 700 mètres.

« Ainsi, dit Mussy, lorsqu'on veut, de la plaine, atteindre la haute crête, on rencontre successivement ces chaînons qu'il faut gravir comme les marches d'un grand escalier et dont chacune correspond à un étage géologique distinct. »

De la chaîne principale se détachent, presque à angle droit, une série de chaînons à peu près parallèles, qui limitent jusqu'à de grandes distances des gorges étroites. Ainsi se trouvent constituées de nombreuses vallées à caractère bien différent suivant leur origine et leur direction, et qui forment en quelque sorte par leurs anastomoses toute la partie sud du département de l'Ariège.

Cette configuration de l'*Ariégeois montagneux*, que l'on rencontre d'ailleurs dans toute l'étendue de la chaîne pyré-

néenne est parfaitement en concordance avec l'histoire géologique de la région. En effet, il paraît certain que la masse
des Pyrénées n'est pas le résultat d'un simple et unique
soulèvement et qu'elle a subi de nombreux cataclysmes
dus à des soulèvements successifs, soit d'abord, des roches cristallines (granite gris compacte, pegmatites diverses, leptinites; soit, en second lieu, des eurites, des amphi-
bolites, du pétrosilex et enfin des ophites. (Dict. des eaux
minérales.) Le dernier soulèvement pyrénéen remonte à la
fin de la période crétacée. Les roches primitives, en émergeant à cette époque, ont refoulé au nord et au sud les formations préexistantes en leur imprimant, jusqu'à de grandes distances, des ondulations parallèles à l'axe du soulèvement. Ces ondulations ont eu pour résultat de faire naî-
tre les chaînons parallèles à la chaîne principale avec des
vallées plus ou moins profondes, aux pentes douces, et souvent assez larges. Ce sont les vallées de *plissement* (Mussy).
Nous citerons comme exemple la vallée qui s'étend d'Ax à
Tarascon

Mais ces ondulations ont amené dans les roches préexistantes des disjonctions et des ruptures sensiblement per-
pendiculaires à l'orientation générale, c'est-à-dire franchement dirigées du sud au nord et d'autant plus nombreuses
et irrégulières qu'elles étaient plus voisines de l'axe du
soulèvement. C'est en effet, dans le voisinage de la chaîne
centrale, où les masses cristallines sont surtout développées, que sont fréquentes ces vallées de fractures étroites
et profondes aux pentes rapides et déchiquetées.

Telle est la vallée qui s'étend du Font-Nègre à Ax. Cette
vallée conserve dans son parcours de 23 kilomètres avec
une pente de 8 centimètres par mètre au début, et de 1 cen-
timètre à sa terminaison, le cachet de la violence qui l'a

produite. Ces vallées de fracture amènent toutes des cours d'eau qui, après les avoir creusées profondément, les abandonnent pour exécuter dans les vallées dites de plissement, la plus grande partie de leur trajet dans la direction de l'ouest.

Telle est la physionomie générale du département de l'Ariège. Quelque insuffisante que puisse être cette description, elle permet néanmoins de distinguer, dans la région qui nous occupe, deux parties à caractères bien différents : 1° Au sud et au sud-est, la région des grands massifs granitiques, élevée, mouvementée, pleine de fractures et formée par les terrains primitifs ; 2° Au nord et à l'ouest, la plaine et la portion la moins élevée de la chaîne, terrain de sédiment, appartenant aux divers âges de la formation crétacée.

Cette division toute géologique, trouve sa confirmation au point de vue qui nous occupe dans ce fait que les sources sulfurées sodiques et ferrugineuses sulfatées semblent se grouper de préférence autour des massifs anciens et de transition et jaillissent presque toujours à la base des grandes lignes de fracture de la région montagneuse, tandis que dans la partie la moins élevée de la chaîne on trouve toutes les autres variétés d'eaux minérales.

APERÇU SUR LA CONSTITUTION GÉOLOGIQUE.

La connaissance de la constitution intime du sol pyrénéen de l'Ariège est indispensable si l'on veut connaître les rapports des sources minérales avec les terrains desquelles elles émergent et expliquer l'origine de leur minéralisation et leur mode de provenance souterraine.

CARTE GÉOLOGIQUE

ARIÈGE

France par ADOLPHE JOANNE

SIGNES CONVENTIONNELS

Librairie Hachette et Cie à Paris.

« Si l'on étudie une chaîne de montagne avec roches cristallines, plutoniques et volcaniques visibles, on ne tarde pas, dit M. Jules François, à remarquer que les eaux de même nature sont groupées de la même manière que certaines roches éruptives ; on observe également que pour des eaux d'une nature déterminée, le voisinage de certaines roches y introduit des matières propres à d'autres eaux thermales dont cette roche est congénère. »

Tous les terrains sont représentés dans le sol du département de l'Ariège. Le granit des terrains primitifs, disposé en massif dans la partie centrale des monts, en constitue les sommets et forme, en s'étendant à travers la plus grande partie du département, l'ossature fondamentale du sous-sol ariégeois. Des roches primitives, d'âge postérieur, formées de micaschistes à noyaux quartzeux, forment à ces massifs granitiques une sorte de ceinture irrégulière, surtout développée au voisinage des roches de transition.

Au pied de la chaîne et vers la partie occidentale du département apparaissent au contact du granit des affleurements d'*ophites*, roches granitoïdes, qui se rencontrent dans presque tous les terrains de l'Ariège, mais surtout dans les formations secondaires, notamment dans les limites supérieures et inférieures de la dernière période crétacée (Dict. des eaux minérales, art. Pyrénées).

Le terrain silurien est très developpé dans l'Ariège ; ces roches de transition dominent à l'ouest et occupent les faîtes de la chaîne à la place des roches primitives rejetées en Espagne. Généralement séparées des roches primitives par une bande plus ou moins puissante de schistes plus anciens, les couches calcaires du silurien supérieur et les schistes variés du silurien inférieur s'étalent presque toujours dans chacune des dépressions comprises entre les diverses masses granitiques ; ces couches sont coupées çà et là par des bandes de formations tantôt secondaires, et tantôt tertiaires, souvent par de la craie, et recouvertes par les terrains d'alluvion.

Le terrain devonien ne se révèle que par quelques rares amas de calcaires gris-bleuâtres, ou de schistes très colorés.

Une seule bande de grès et de marnes du trias affleure dans les bassins de l'Arize et du Salat.

Le terrain jurassique est représenté par du Lias inférieur, du Lias supérieur dolomitique et des marnes supraliasiques disposés en ceinture autour du massif central ancien. Ces formations secondaires séparent au sud ce massif des formations primitives de la frontière et s'étendent, toujours reliées entre elles, presque sans solution de continuité, par leurs calcaires dolomitiques, vers l'ouest et le nord du département, où elles disparaissent sous les couches du terrain crétacé.

L'étage crétacé inférieur, toujours en relation avec le Lias, se présente en assises minces et discontinues à l'ouest et au nord du département. Le terrain crétacé supérieur se distingue du précédent en ce qu'il est essentiellement marneux et argileux.

Au-dessus du terrain crétacé s'étendent vers le nord les couches de terrain eocène (calcaire nummulitique) qui viennent se terminer aux côteaux de Poudingues du Palassou, dernières assises ayant participé au soulèvement des Pyrénées (Mussy).

Au pied de ces côteaux s'étendent en couches horizontales les formations tertiaires des étages supérieurs et les dépôts quaternaires du bassin de la Garonne.

CHAPITRE II.

TERRAIN PRIMITIF.

Le terrain primitif de l'Ariège peut être considéré comme formant quatre grands massifs distincts. Le premier de ces massifs s'étend du pic de *Las Roujos* ou pic *Pedroux* et se prolonge dans le canton de Querigut. Il constitue toute la haute Ariège et forme la frontière dans la moitié orientale département. Le deuxième s'étend du pic des *Trois-Seigneurs* au mont *Bouirex*. Le troisième massif appartient au pic *Saint-Barthélemy* et se développe jusqu'aux rives du Salat où il se perd près de Lacourt sous les terrains jurassiques et crétacés. Un vaste plateau formé d'arènes granitiques sableuses, enclavé dans les vallées de la Barguillière près Foix, constitue le quatrième amas primitif.

Ces divers massifs produits par des soulèvements successifs, paraissent être d'un âge d'autant plus récent qu'ils sont plus éloignés de la chaîne principale (Mussy).

Au point de vue de notre étude, le massif frontière nous intéresse tout particulièrement. Les sources qui en jaillissent sont en effet toutes sulfureuses et l'origine des sources ferrugineuses qu'on peut y rencontrer, telle que celle de *Planisolles*, près Foix, doit être rapportée aux pyrites qui abondent dans le terrain silurien voisin de la roche dont elles émergent.

D'un autre côté, nous rapportons au même massif primitif les sources de Merens et d'Husson, bien qu'elles jaillisent du terrain silurien. Ces sources émergent, en effet, au voisinage du granit et de la pegmatite. M. Garrigou reconnaît d'ailleurs cette origine particulièrement à la source de Mérens.

Minéralisation. — Pour comprendre la minéralisation des eaux, celles des eaux sulfureuses en particulier, il importe de connaître la composition de l'eau et la nature des terrains qu'elle traverse.

On trouve dans les eaux sulfureuses.

Azote.
Oxygène.
Acide sulfhydrique.
— carbonique.
Sulfure de sodium.
— de fer.
— de manganèse.
Sulfate de potasse.
— de soude.
— de chaud.
Silicate de soude.
— de chaux.
— de magnésie.
— d'alumine.
Chlorure de sodium.
— de potassium.
Silice....⎫
Alumine.. ⎬ traces.
Magnésie. ⎭
Iode..........⎫
Borate de soude, ⎬ traces d'après M. Filhol.
Matière organique.

La composition des granits du massif méridional est très variable ; ainsi le granit de Carcanières et d'Husson est particulièrement friable et résiste beaucoup moins à l'action des agents atmosphériques que le granit de la chaîne principale plus riche en quartz et en feldspath.

Longtemps on a considéré ce granit comme ne renfermant qu'une seule espèce de feldspath, le feldspath orthose à base de potasse.

D'après M. Garrigou, on trouverait encore dans cette roche un feldspath à base de soude, de lithine et de chaux avec des traces de cœsium et de rubidium.

En définitive on trouve dans les terrains primitifs :

> Acide silicique.
> Silicate d'alumine hydraté.
> Oxy. ferroso-ferrique.
> Magnésie.
> Potasse.
> Soude.
> Acide borique (dans le feldspath qui avoisine les sources d'après M. Filhol).

Sainte-Claire Deville a établi qu'on obtient tous les éléments minéraux des eaux sulfureuses, en faisant passer au contact de l'air, sur une roche feldspathique, de la vapeur d'eau à 100° et du gaz hydrogène sulfuré. De son côté, Senarmont a montré que la vapeur d'eau surchauffée et comprimée peut, même sans acides, désagréger ces roches et dissoudre quelques-uns de leurs principes constituants. On a été ainsi amené à supposer que l'hydrogène sulfuré, en se frayant un passage au travers des roches plutoniques, forme avec la vapeur d'eau les principaux agents de la minéralisation. Cependant le feldspath qu'on trouve dans ces roches est presque toujours l'orthose dans lequel la base alcaline prédominante est la potasse. Le feldspath à base de soude et de lithine, dont la présence a été reconnue par M. Garrigou, ne figure dans la constitution de ces roches que dans des proportions insignifiantes. Les eaux sulfureuses contenant surtout des sels de sodium, il faudrait pour tirer une conclusion pratique des expériences de Saint-Claire Deville et de Senarmont, admettre que les roches granitiques et profondes ont une composition différente de celle qu'on a eu jusqu'à ce jour l'occasion d'observer.

L'hypothèse précédente n'expliquant pas la présence dans les eaux sulfureuses de certains principes, notamment du chlorure de sodium, et les eaux pouvant puiser les sels qu'elles tiennent en dissolution à une grande distance de leur point d'émergence, Ossian (Henri) et M. Filhol, admettent que les eaux sulfureuses bien qu'émergeant du granit, ont emprunté à des terrains d'un autre âge divers éléments minéraux qui se sont transformés dans les profondeurs du sol. Le granit en se soulevant aurait disloqué les couches voisines et son rôle principal aurait été de former des vides permettant aux eaux sulfureuses d'arriver à la surface. Mais l'eau sulfureuse en traversant la couche granitique lui enlèverait une partie de ses éléments; ainsi s'expliquerait l'origine des silicates de potasse de soude, de chaux, de magnésie, d'alumine, dont l'analyse démontre l'existence.

M. Garrigou oppose justement à cette théorie de MM. Ossian Henry et Filhol, que certains sels tels que le chlorure de sodium, le sulfate de calcium, le sulfate de magnésie, ne se rencontrent pas dans les eaux sulfureuses qui nous occupent dans des proportions aussi considérables que le pourrait faire supposer cette minéralisation dans les terrains secondaires, et que d'ailleurs on ne saurait comprendre comment des eaux partant d'une altitude de 500 mètres au plus dans les terrains secondaires,

pourraient remonter comme à Ax jusqu'à plus de 900 mètres. Pour M. Garrigou les principes minéraux, au lieu
d'avoir une origine lointaine, sont formés sur place. Les
eaux d'infiltration provenant de la pluie ou de la neige, entraînent les produits salins du sol composé de roches argileuses amphiboliques quartzeuses, assez souvent calcaires, avec des matières organiques. Arrivées à de grandes
profondeurs, ces eaux s'échauffent et se vaporisent ; il
s'opère des échanges et des transformations les plus variées, notamment la désoxydation des sulfates par la matière organique ; enfin sous l'influence de la pression due
à la vapeur d'eau surchauffée, les eaux viennent jaillir à
la surface du sol.

Une dernière hypothèse consiste à admettre que l'émergence minérale est en rapport direct avec la partie centrale du globe par des fissures qui laisseraient échapper
divers acides du soufre, notamment l'acide sulfurique,
l'acide sulfureux avec de petites proportions d'acide chlorhydrique. Ces acides seraient les premiers agents de la
minéralisation, ils réagiraient sur les roches qu'ils traversent et donneraient naissance à des sulfures alcalins,
en mettant en liberté la silice qu'on retrouve dans ces
eaux en certaines proportions.

Cette hypothèse, due à Lecoq, explique bien mieux que
celle de M. Garrigou la température élevée de certaines
eaux qui peut atteindre jusqu'à 77° comme à Ax, et surtout la constance de l'émergence et la stabilité de la température ; double phénomène difficilement explicable avec
des infiltrations qui par leur origine même doivent être
variables.

Quoi qu'il en soit on admet généralement aujourd'hui
que les eaux minérales sont le résultat d'un travail pluto-

nique souterrain et qu'elles sont la conséquence 1º de l'action des gaz sur les roches profondes, 2º de la vaporisation des infiltrations souterraines ou sous-marines. — Ces divers produits gazeux à une grande profondeur repasseraient ensuite en partie à l'état liquide, et la vapeur surchauffée exercerait sur la surface libre du liquide une pression suffisante pour le faire jaillir à la surface du sol avec un température souvent très élevée.

Pour expliquer cette élévation de la température on a eu recours aux hypothèses les plus diverses; on s'accorde aujourd'hui à considérer la thermalité comme la conséquence naturelle de la profondeur d'origine des eaux. Cette hypothèse est confirmée par M. François dans ses remarquables études sur la captation des eaux sulfureuses. Il résulte, en effet, de ses observations que les sources les plus chaudes sortent des roches les plus anciennes. De son côté M. Herpin de Genève, établit que dans les Pyrénées la température des eaux sulfureuses est d'autant plus élevée qu'on se rapproche davantage de l'axe cristallin de la chaîne.

En définitive on est amené à placer sous le granit, l'origine des eaux minérales sulfureuses. C'est en effet dans le terrain primitif seulement que gisent ces eaux au voisinage ou à l'intérieur des roches éruptives les plus récentes, tels que la pegmatite. Les roches plutoniques, en se soulevant et en brisant le sol préexistant. ont frayé des issues aux émanations minérales dont les canaux émissaires ne sont autres que les dykes ou fusées souterraines ; elles se sont créées des voies par les failles et les limites séparatives des divers terrains, comme cela est surtout évident dans nos régions de montagnes.

Cette origine des eaux sulfureuses explique également les troubles apportés dans les émergences par les tremblements de terre, même de faible intensité, troubles qui s'exercent d'ailleurs sur des groupes similaires d'une même chaîne quelquefois à une grande distance.

Des eaux sulfureuses de l'Ariège en général.

Chaque source sulfureuse du département de l'Ariège, se présente, comme nous le verrons bientôt, avec des caractères distinctifs parfaitement déterminés. Mais toutes les sources minérales de cet ordre sont reliées entre elles par un ensemble de caractères communs dont l'étude doit précéder celle de chaque émergence en particulier.

Propriétés physiques. — Au griffon, les eaux sulfureuses sont généralement limpides, incolores et quelquefois légèrement opalines ; presque toutes dégagent une odeur prononcée d'acide sulfhydrique ; leur saveur est douceâtre, et quelquefois amère ; leur température souvent très élevée est comprise entre 13° et 79° centigrades ; enfin leur densité diffère peu de celle de l'eau distillée.

Presque toutes les sources sulfureuses jaillissent de bas en haut et leur émergence est accompagnée d'un dégagement intermittent de gaz azote avec des traces d'hydrogène sulfuré. — D'après M. Filhol, l'azote proviendrait de l'air atmosphérique dont l'oxygène serait dans les profondeurs de la terre, absorbé par la matière organique. — L'azote, dit M. A. Gautier, peut avoir été primitivement dissout dans les eaux de pluie ; mais une portion plus importante provient de la lente décomposition des matières organiques qui forment les dépôts des terrains carbonifères.

Toutes les eaux, même les eaux non minérales, renferment une certaine quantité de matière organique en dissolution. Lambron a désigné cette substance sous le nom d'*hydrose*. Dans les eaux sulfureuses il l'a appelée *sulfurose*, et O. Henry *glairine rudimentaire ou glairigène*,

La glairine se trouve dans les eaux en très petite proportion ; sa présence, difficile à constater au microscope, est surtout révélée par la couleur jaunâtre ou brunâtre du résidu donné par l'évaporation. Ce résidu ressemble à une couche d'albumine solidifiée ; calciné, il dégage une odeur ammoniacale très prononcée et donne naissance à un cyanure alcalin. La proportion de glairine semble varier avec la température et s'accroître avec elle.

D'après M. Filhol, la matière organique entraînée par les eaux d'infiltration reviendrait avec elle à la surface du sol. On admet encore que les eaux émergeant des terrains primitifs ramènent une matière *primitive* ayant pris naissance en même temps qu'elles et sous l'influence des mêmes actions (Dict. des eaux minérales).

Cette substance azotée peut être considérée comme le principal élément producteur des matières concrètes ou organisées que l'on rencontre dans toutes les eaux, particulièrement dans les sources minérales sulfureuses.

A une distance plus ou moins grande du point d'émergence, la substance en dissolution précipite en flocons qui d'abord en suspension se dépose bientôt en partie sur les conduits ou sur les parois des réservoirs, en formant des dépôts glaireux de consistance à peu près nulle et dont l'abondance est très variable. Cette form concrète de la matière organique a reçu d'Anglada le nom de glairine ; Cazin l'a appelée sulfomucose; Astrié, axine ; Lambron, sulfurine.

C'est en définitive une substance amorphe, onctueuse, muco-gélatineuse, translucide ou opaque; traitée par une solution de potasse caustique, elle laisse une partie insoluble analogue à la cellulose. Elle renferme d'après M. Bouis 8 0/0 d'azote et des traces d'iode. Son incinération a donné jusqu'à 80 0/0 de résidu siliceux. Ce serait même la silice qui entraînerait la nature organique en dissolution en se précipitant.

Le contact de l'air et une température inférieure à 50° sont indispensables à la formation de la glairine : celle-ci en effet ne se dépose pas dans l'eau sulfureuse conservée dans des flacons bien bouchés. Le microscope révélant dans la matière amorphe qui sert de gangue des signes d'organisation rudimentaires, mais incontestables (cellules, filaments ou sporules), il faut admettre que la glairine emprunte à l'air certains germes dont le développement produira les végétations filamenteuses de couleur variée que l'on rencontre sur les canaux des sources ou dans les réservoirs. Sous cette forme, la glairine est devenue la barégine (Fontan).

La barégine (sulfuraire de Longchamps ou matière végéto-animale) présente les aspects les plus variés. Elle est tantôt brune, tantôt verte, quelquefois colorée en noir par le sulfure de fer hydraté. D'autre fois c'est une masse blanche couenneuse formée de granules très fins; enfin, elle peut offrir une coloration rose et même rouge. Anglada croyait que la coloration rouge ne se produisait que dans les sources à température élevée; cependant à Mérens on trouve en

abondance la barégine rouge, bien que la température ne
dépasse pas 36° centigrades.

Sous la forme de barégine la nature organique est devenue une substance organisée comprenant des phycées ou
algues microscopiques et des animalcules infusoires. Les
algues contiennent une proportion considérable de silice,
de la cellulose et un ou plusieurs principes azotés non
cristalloïdes. Pour Fontan, c'est une conferve formée de
tubes cylindriques unis et transparents, remplis de globules
arrondis et renfermant des animalcules. MM. Kutzing et
Montagne l'ont classée parmi les leptomitus dans la tribu
des confervacées, sous le nom de *Leptomitus sulfuraria*.
MM. Payer et Baillon considèrent le barégine comme appartenant à la cryptogamie, classe des algues, ordre des
Confervoïdées.

Quant aux animalcules infusoires ou microzoaires qui
fourmillent dans la sulfuraire, il ne paraissent se développer
qu'après un assez long séjour au contact de l'air et sont at-
tribués par M. Muller à des germes atmosphériques trou-
vant dans la barégine de bonnes conditions de développement. Ce sont des anguillules, des phanoglégènes microscopiques, des monades, etc. Ces derniers infusoires (monas sulfuraria de Joly et Fontan) paraissent constituer
toute la partie colorée en rouge de la barégine de Mérens.

Ces substances organisées s'altèrent et répandent une
odeur fétide dès qu'elles sont séparées de leur milieu.
Chauffées et calcinées, elles dégagent de l'eau, du sulfhydrate d'ammoniaque, des produits empyreumatiques et hy-
drocarbonés, du carbonate et du cyanhydrate d'ammoniaque, et laissent du charbon. Elles sont insolubles dans l'eau,
l'alcool et l'éther. L'acide acétique, les acides minéraux,

l'acide azotique en particulier détruisent cette substance organique et donnent de l'acide oxalique et xanthoprotéique (Filhol). Les alcalis caustiques séparent la cellulose insoluble et dissolvent l'albumine végétale ainsi que quelques principes minéraux. Enfin cette substance possède la propriété de fixer certains éléments minéralisateurs et particulièrement l'iode.

Ces productions qui paraissent affaiblir l'eau sulfureuse qu'il faut préserver du contact de l'air, n'auraient aucune valeur thérapeutique ; seule, la substance azotée en dissolution en aurait (Filhol).

L'analyse élémentaire des eaux minerales, quoique chimiquement la plus importante, et celle dont les résultats sont l'expression la plus exacte de la vérité, ne signifie à peu près rien au point de vue thérapeutique si elle n'est accompagnée de l'analyse théorique qui renseigne d'une manière a aussi probable que possible sur la nature même des principes minéralisateurs des eaux minérales.

Ainsi l'analyse élémentaire d'un grand nombre d'eaux sulfureuses indique souvent des quantités presque identiques de soufre et d'alcalis (potasse ou soude). Cependant quand on compare les propriétés physiologiques de ces eaux on observe des différences sensibles. C'est que dans chacun de ces liquides le mode d'association du soufre avec les alcalis ou avec l'hydrogène varie de manière à produire tantôt un monosulfure, tantôt un polysulfure, tantôt enfin un sulfhydrate de sulfure dont les actions sur l'organisme sont loin d'être les mêmes.

Propriétés chimiques. — L'acide sulfhydrique libre, le monosulfure de sodium et le sulfhydrate de sulfure de sodium forment les principes minéralisateurs essentiels des eaux sulfurées sodiques (Boullay, O. Henry, Filhol).

Ces eaux renferment encore de la silice, du chlorure de sodium, des traces d'iode, de borate de soude, des carbonates et des silicates de soude, mais elles sont très pauvres en sels de chaux et de magnésie. On a signalé encore la présence du sulfure de potassium, du magnésium, du fer, et même celle de l'arsenic, particulièrement à Husson. — En général on n'y trouve pas d'acide carbonique libre.

En définitive les eaux sulfurées sodiques sont peu minéralisées; leur évaporation donne un résidu sec qui ne dépasse pas 25 à 35 centigrammes par litre. Le chlorure de sodium est d'autant plus abondant que le degré de sulfuration de la source est plus élevé; la richesse en sulfate varie en raison inverse, de telle sorte que les eaux les plus sulfureuses sont les moins sulfatées et réciproquement (Filhol).

Les eaux sulfurées sodiques doivent leur alcalinité au monosulfure de sodium et non au silicate et au carbonate de soude qui ne se trouvent au point d'émergence qu'en quantité très peu considérable.

Action de l'air sur les eaux sulfureuses. — Tous les chimistes sont d'accord pour reconnaître l'extrême altérabilité des eaux sulfureuses. L'air est l'agent principal de l'altération ; mais les résultats de son action varient avec la composition chimique des sources et la manière dont s'opère le contact. La température de l'eau n'exerce sur le phénomène qu'une influence tout à fait secondaire.

Certaines sources laissent dégager une grande quantité d'hydrogène sulfuré, deviennent laiteuses, perdent leur

odeur et une partie notable de leur degré sulfhydrométrique : — ce sont les eaux dites blanchissantes ; il en existe
à Ax de très remarquables. — D'autres sources prennent
simplement une certaine coloration sans perdre ni leur
limpidité ni leur transparence. Le gaz sulfhydrique ne s'y
produit que lentement et en quantité peu considérable. En
même temps que s'opèrent ces modifications, la composition intime des eaux se modifie considérablement et des
composés nouveaux de nature et de quantité variables se
trouvent engendrés. Ces composés sont un polysulfure, un
sulfite, un hyposulfite et un sulfate.

L'air agit par son oxygène et par son acide carbonique.

D'après Anglada, l'oxygène de l'air dissous dans l'eau en
agissant sur le sulfure alcalin donne naissance à de l'hydrogène sulfuré qui est entraîné par l'azote. Dans les eaux
qui blanchissent, l'oxigène de l'air atmosphérique se combine avec l'hydrogène du gaz sulfhydrique pour former de
l'eau, et le soufre devenu libre donne au liquide un aspect
laiteux.

L'hydrogène sulfuré qui se dégage forme sur les voûtes
et sur les parois des réservoirs, des incrustations de soufre
d'aspect cristallin et d'une belle couleur jaune mélangées
quelquefois de carbonate terreux ou de matière organique.
Ces dépôts ne se rencontrent toutefois qu'auprès des sources qui dégagent une grande quantité d'hydrogène sulfuré ; mais cette formation paraît exiger que le renouvelle-
ment de l'air ne se fasse pas avec trop de facilité.

Dans les eaux qui restent limpides, l'air brûle la soude, et
le soufre séparé lentement se dissout dans le monosulfure
non décomposé pour former un polysulfure.

L'acide carbonique lui-même contribue au dégagement
de l'hydrogène sulfuré ; il s'empare du sodium pour former

un carbonate de sodium que l'on trouve en quantité notable dans les eaux sulfureuses ayant subi le contact de l'air ; mais le carbonate alcalin peut encore être le résultat de l'action du gaz carbonique sur les silicates. O. Henry a constaté, qu'une eau sulfureuse renfermant des silicates de soude se trouble quand on l'évapore à l'air et laisse déposer des flocons de silice gélatineuse ; le résidu renferme une quantité considérable de carbonate de soude qui n'existait pas primitivement dans l'eau.

L'altération des eaux sulfureuses est d'autant plus rapide et plus profonde que le contact de l'air est plus intime et plus prolongé. Si l'air se renouvelle avec difficulté comme dans les conduits et dans les réservoirs, l'hydrogène sulfuré n'est pas entraîné et il se décompose à la surface du liquide ; les premières portions de soufre forment avec le monosulfure de sodium non attaqué un polysulfure qui communique à certaines eaux une teinte jaune verdâtre. Puis le polysulfure, à son tour, forme un hyposulfite et le *soufre se précipite*. Si le contact de l'air est prolongé, l'eau peut subir une altération complète et ne présenter que des traces de sulfites et d'hyposulfites mêlés à des silicates, à des sulfates ou à des carbonates alcalins. Ainsi, l'agitation de l'eau sulfureuse au contact de l'air favorise la formation d'un hyposulfite, une *atmosphère tranquille*, comme dans les réservoirs celle d'un polysulfure. D'après Filhol, une atmosphère tranquille favoriserait la production d'une petite quantité d'acide sulfurique par l'action de l'air sur l'hydrogène sulfuré qui se dégage à la surface du liquide. Cet acide sulfurique se condenserait et décomposerait une nouvelle quantité d'eau sulfureuse.

Mais l'air n'agit pas seul, la nature des éléments qui accompagnent le sulfure exercent une influence notable sur l'altérabilité. Dans certaines sources, la présence d'une plus ou moins grande quantité de matière organique semble retarder leur décomposition, en rendant l'accès de l'air moins facile.

L'altération des eaux sulfureuses paraît indépendante de leur richesse en sulfure ; elle dépend surtout de la présence de la silice en excès. Les eaux riches en silice peuvent même s'altérer à l'abri du contact de l'air. M. Filhol a remarqué que les eaux qui dégageaient le plus d'hydrogène sulfuré étaient les plus chargées d'acide silicique. C'est ainsi que la silice joue un grand rôle dans l'altération des eaux dites blanchissantes.

L'acide silicique agit à la manière de l'acide carbonique, forme un silicate de sodium, et met en liberté une grande quantité d'hydrogène sulfuré, lequel, au contact de l'air, précipite du soufre; les premières portions de soufre forment avec le monosulfure un polysulfure qui donne au liquide une teinte jaune verdâtre. Enfin, le polysulfure est brûlé à son tour et le soufre se dépose mêlé à l'acide silicique.

Dans quelques cas, le dégagement de l'hydrogène sulfuré se fait avec une telle rapidité que l'air ne l'oxyde qu'en partie et il ne reste que du silicate et non de l'hyposulfite et l'eau a perdu la presque totalité de sa sulfuration. Dans les sources qui renferment très peu de silice, mais où l'on trouve une quantité notable de carbonate de soude, le dégagement de l'hydrogène sulfuré est moins facile et il se produit des hyposulfites et du sulfate de soude. Enfin, les eaux qui renferment des silicates neutres ne blanchissent pas et ne laissent dégager qu'une très petite quantité de gaz sulfhydrique.

Eaux sulfureuses dégénérées. — En définitive, l'action de l'air sur les eaux sulfureuses a pour résultat de donner naissance soit à un polysulfure, soit à un hyposulfite. D'après Filhol deux conditions favorisent la formation de l'hyposulfite : 1° une température assez élevée pour produire un dégagement d'hydrogène sulfuré ; 2° le contact d'un air qui ne se renouvelle que très lentement. A froid il se produirait beaucoup de sulfate et peu d'hyposulfite. D'un autre côté, l'air, en continuant son action sur le polysulfure le transforme d'abord en hyposulfite, puis en sulfite et enfin en sulfate.

A ce dernier terme, l'odeur sulfureuse a disparu et les eaux méritent le nom, le titre de *dégénérées* ou même celui de *modifiées* comme le voulait Réveil. Rappelons, en outre, que l'eau sulfureuse devient de plus en plus riche en silicate et en carbonate de sodium à mesure qu'elle s'appauvrit en sulfure, sauf le cas où le sulfure se transforme immédiatement en sulfate (Filhol).

Les eaux dégénérées sont en général froides et fortement minéralisées. Elles n'ont ni odeur ni saveur sulfureuse. Leur réaction est franchement alcaline. Elles doivent probablement leur basse température à des mélanges d'eau froide ou bien à la longueur du trajet qu'elles sont obligées d'accomplir dans le sein des roches primitives.

Quoi qu'il en soit, les eaux sulfureuses éprouvent à partir de leur point d'émergence des modifications telles qu'il est impossible de prévoir leur efficacité d'après la composition qu'elles présentent au griffon. La nécessité d'une deuxième analyse au lieu d'emploi s'impose, si l'on veut apprécier les propriétés thérapeutiques de l'eau minérale.

Source de Saliens. — En descendant la vallée qui va du

Font-Nègre à Ax, on suit des granits passant au gneiss quelquefois au micaschistes avec larges cristaux de felds path blancs, souvent à la pegmatite. C'est directement de cette pegmatite formant les flancs abrupts de la montagne que sort la source sulfurée, sodique, froide, de Saliens ou Timbal.

Cette source est située à une altitude de 1,220 mètres, sur la rue d'Espagne, tout près de l'Hospitalet, à quelques centaines de mètres du pont de Saliens, petit hameau qui lui donne son nom.

Cette source a creusé dans la roche le long de laquelle elle coule un véritable canal de 1 mètre 50 cent. M. Garri gou pense que cette source n'est que la dérivation naturelle de celles qui émergent à Merens, et qu'elle se serait refroidie par son long trajet dans la montagne; la température n'est, en effet, que de 13° centigr.

M. Garrigou a trouvé la composition suivante :

(EAU : 1 LITRE.)

Sulfure de sodium..............	0,0123
Chlorure de sodium.............	0,0199
Silicate de chaux	0,0120
Silicate de soude..............	0,0448
Silicate de magnésie...........	0,0006
Matière organique	0,0119
Acide phosphorique........	
Alumine.....................	traces.
Fer.......................	
Total :	0,1015

Cette source exhale une forte odeur d'hydrogène sulfuré; son débit est assez abondant. Elle est utilisée en boisson par les gens du pays.

Sources de Mérens. — A 5 kilomètres en aval de Saliens et à 10 kilomètres, environ, en amont de la station d'Ax, se trouvent sur les côtés de la route nationale d'Espagne, à une altitude de 1,056 mètres, trois sources sulfureuses chaudes, non utilisées et cependant très abondantes.

Ces sources émergent dans les prairies, sur la rive droite de la rivière dite du Nabre, à 300 mètres environ à l'est du village de Mérens, sur la limite sud de la bande silurienne que nous avons signalée dans les montagnes d'Orlu, d'Orgeix et de Mérens, au milieu de détritus terreux et de débris de roches schisteuses qui recouvrent la pegmatite, au sein de laquelle se trouve réellement leur origine.

Ces trois sources sont échelonnées les unes au-dessus des autres et séparées par une distance de 50 mètres environ. La source supérieure (source Filhol) a une température de 40° centigrades. Elle renferme par litre 0,0061 de sulfure de sodium, suivant Filhol et 0,0144,14 d'après M. Garrigou.

La source intermédiaire, dite du pré moyen (source Abraham Sicre), possède une température de 39° centigr., son degré sulfhydrométrique est de 0,0032 pour M. Filhol, et 0,008043 suivant M. Garrigou.

L'inférieure, ou source de la buvette, dont la température est de 35° centigrades, contient pour un litre 0,0032 de sulfure de sodium.

Une baignoire creusée dans la terre par les habitants du pays sert à des bains de boues et de barégine. La substance azotée forme sur les parois de la baignoire un dépôt rouge carmin caractéristique ; elle se compose de petits monades (monas sulfuraria de Joly et Fontan) très colorés et de filaments confervoïdes non colorés.

Cette variété de barégine est fort rare dans les eaux sulfureuses dont la température ne s'élève pas au-dessus de 36° centigrades.

Ces eaux, selon l'opinion de M. Filhol, sont pauvres en chlorures et en sulfates, et sont moyennement alcalines. D'après leurs caractères physiques, leur composition, leur température, elles sont analogues aux eaux sulfurées sodiques d'Ax.

Ces sources, non captées, se mélangent toutes les trois, au milieu des éboulis qu'elles traversent avec l'eau froide qu'elles y rencontrent.

Sources d'Aston. — A 15 kilomètres environ d'Ax, à un kilomètre en aval des Cabannes, débouche, dans la vallée de l'Ariège, la vallée secondaire du torrent d'Aston : c'est dans cette vallée au-dessus du village de ce nom qu'émerge la source sulfureuse froide dite *Fontaine des fromages.* L'eau minérale sort d'une crevasse ouverte dans le gneiss. porphyroïde au pied du massif granitique d'Aston, au voisinage de sa jonction avec les schistes siluriens de Larcat.

Cette eau minérale est incolore, très légèrement sapide, onctueuse au toucher, d'une température constante de 20° centigrades. Sa pesanteur spécifique est à peu près celle de l'eau distillée ; elle dégage une faible odeur d'acide sulfhydrique et renferme par litre 0,0057 de sulfure de sodium. Ces divers caractères permettent de classer cette source parmi les sulfurées sodiques froides.

La barégine s'y trouve en abondance, et la roche sur laquelle elle coule est tapissée d'une masse blanche et couenneuse, formée de granulations très fines et de filaments blanchâtres.

Le débit de cette source est assez abondant ; elle n'est

connue que des habitants des environs qui en font seulement usage en boisson.

Source ferrugineuse. — Dans le voisinage de la source
précédente, sur la rive gauche du torrent d'Aston, jaillissait autrefois une source assez abondante, offrant par ses
dépôts ocreux et sa saveur styptique tous les caractères
d'une eau ferrugineuse. Aujourd'hui cette source se perd
dans les éboulis de roches schisteuses qui bordent le che-
min au pied de la montagne.

Sources de Carcanières. — Les sources de Carcanières
constituent le plus important des deux groupes sulfureux
du canton de Quérigut.

13 sources minérales jaillissent sur les bords ariégeois
de l'Aude, à l'est de Carcanières, village du canton de Quérigut, à une altitude de 850 mètres.

Ces sources émergent directement des granits et de la
pegmatite à gros cristaux. Le granit, facilement friable,
est imprégné de talc et de minéraux magnésiens, tels que
la diorite verdâtre.

L'identité complète des eaux de Carcanières et des eaux
d'Ax me dispense d'entrer dans de grands détails sur
ces eaux sulfureuses sodiques ; je me borne à donner,
d'après M. Filhol, la température et le degré de sulfuration de chacune d'elles.

	Température centigrade.	Sulfure de sodium par litre.
Source la Régine............	59°	0,027342
— Mir	55°	0,027342
— Campoussy	54°	0,010890
— du bain fort........	40°	0,019890
— de la Canalette.....	41°	0,018644
— Siméon	30°	0,012429
— Marie.............	36°	0,012429
— de Roquelaure......	36°	0,013650
Buvette Roquelaure (Midi)..	33°	0,014913
Source Esparre...	31°	0,014913
— Baraquette........	31°	dégén. alcaline.
Buvette Roquelaure (Nord)..	26°	0,009915
Source basse non analysée..		

Toutes ces sources, à l'exception de la source alcaline
de la Baraquette, contiennent de la barégine. Leur débit
est considérable.

Les sources de Carcanières, séparées de la station sulfureuse d'Escouloubre par la rivière de l'Aude, alimentent
2 établissements. L'établissement Esparre a 12 cabinets à
baignoires de marbre; l'établissement Roquelaure possède
21 cabinets, quelques douches, et deux buvettes.

Ces eaux, par leurs caractères de sulfurées sodiques, le
nombre des sources, leur débit, la variété de leur température, ont une grande valeur et méritent d'attirer l'attention des hydrologistes. Mais le pays, peu accessible, man-
quant de routes et de comfort, le développement de cette
intéressante et utile station ne s'opère que bien lentement.

Sources d'Husson. — Dans le canton de Quérigut à 14 kilomètres au nord de Carcanières et à quelque distance à
l'est de Rouze, émergent sur la rive gauche de la rivière
d'Aude, à une altitude de 776 mètres les trois sources sulfureuses d'Husson.

Ces sources jaillissent au voisinage de la jonction du granit de Quérigut, avec les calcschistes de l'étage supérieur du terrain silurien et non loin du terrain dévonien. Ces calcaires verdâtres et les bancs schisteux voisins des points d'émergence des sources, sont graphiteux et très riches en petits effleurements cuivreux : ils contiennent des pyrites de fer en petits grains, et sont accompagnés d'argiles vertes ou rouges. Ils enclavent même une formation gypseuse analogue à celles qui accompagnent les ophites, exploitée pour son plâtre, et qui se développe dans une assez grande étendue au nord de Rouze.

Cette petite station a reçu la visite et les encouragements de deux savants dont le nom fait autorité dans la science hydrologique, les Drs Durand–Fardel et Filhol. Les Drs J. Bernat et Timbal–Lagrave ont écrit quelques pages sur les eaux d'Husson et en font un éloge justement mérité ; enfin l'ingénieur M. Mussy a fait sur ces eaux un rapport des plus favorables au conseil général de l'Ariège en 1861. C'est la seule eau franchement arsenicale que possède l'Ariège.

Le Dr Filhol a trouvé dans ces sources pour un litre d eau :

Acide carbonique	0,065
Acide sulfurique	0,015
Acide chlorhydrique	0,005
Silice	0,055
Alumine et oxyde de fer	traces.
Chaux	0,010
Magnésie	traces.
Arsenic	0,001
Potasse	0,011
Soude	0,032
Total :	0,194

De son côté, Ossian Henry, sans donner une analyse complète, considère comme l'élément principal de ces sources le sulfure de sodium, accompagné du chlorure de sodium, de sulfates, de carbonates et silicates alcalins et terreux et de quelques autres principes.

D'après le Dr Garrigou, voici quel est le degré de sulfuration de ces sources :

	Température centigrade.	Sulfure de sodium eau : 1 litre.
Source des Bains.....	24°	0,014
Source haute........	22°	0,014
Source de la Buvette..	24°	0,017

Le débit des sources est petit ; 5 cabinets de bains et de la douche en absorbent complètement l'eau.

Sources d'Ax. — Au confluent de la haute Ariège avec l'Orlu et l'Ascou, on trouve Ax, chef-lieu de canton de l'arrondissement de Foix, à 25 kilomètres environ de la frontière du Val d'Andorre. La station sulfureuse est alimentée par des sources nombreuses et abondantes, qui émergent sur la rive droite du coude que forme l'Ariège, lorsqu'après avoir reçu les torrents d'Ascou et d'Orlu, elle quitte sa direction primitive vers le nord pour prendre la direction du nord-ouest.

La station d'Ax, peu éloignée de l'axe de la chaîne des Pyrénées, se trouve à la limite des schistes qui s'étalent vers le nord, et du granit qui occupe la partie méridionale de la vallée. C'est dans ce sol très inégal, au milieu des détritus de ces roches et des alluvions qui les recouvrent, qu'émergent du granit les sources sulfureuses.

Ce granit présente de nombreuses variétés ; on y trouve du mica blanc, noir, du gneiss porphyroïde, des mica-

schistes, se transformant quelquefois en schistes alumno
ferrugineux, du granit à grands éléments, riche en feldspath, enfin la pegmatite à mica blanc palmé.

Les sources d'Ax naissent à la base des roches granitiques sur divers points de la ville, comme si l'eau minérale
s'étendait en nappe sous le sol qui supporte la cité.

Les naissants minéraux sont au nombre de près de 80 ;
plus de 60 alimentent les établissements balnéaires d'Ax ;
d'autres servent à certaines industries ou aux usages do-
mestiques ; d'autres enfin ne sont pas utilisés.

Ces naissants forment trois groupes :

1° Au sud-est de la ville, un premier groupe de 15 sources environ, jaillissant pour la plupart sur la rive gauche
du torrent d'Orlu, 4 sur la rive droite. Presqne toutes sont
utilisées dans l'établissement du *Teich*.

2° Au nord-est d'Ax, sur la rive droite du torrent d'Ascou (ou de la Lauze) émergent 11 sources, constituant le
groupe de l'établissement du Couloubret.

3° Enfin, à l'est de la ville et en trois points différents,
émergent 35 sources ; elles constituent le groupe du Breith
et alimentent l'établissement Sicre et l'établissement modèle ; deux de ces sources se rendent en partie au Couloubret.

A chacun de ces trois groupes se rattachent des sources
qui émergent sur la voie publique, et qui sont assez intéressantes pour mériter l'attention.

J'ai parlé plus haut des propriétés générales des eaux
sulfurées sodiques ; aussi ne ferai-je que mentionner les
caractères particuliers aux eaux d'Ax.

Propriétés physiques. — Les eaux d'Ax sont généralement limpides, à l'exception de la source bleue qui a une

teinte légèrement opaline (Alibert); quelques autres blanchissent au contact de l'air par la précipitation du soufre tenu en suspension. Ce précipité est quelquefois considérable dans les conduits où circule l'eau thermale. Les eaux d'Ax ont une forte odeur d'œufs couvés qui imprègne assez l'atmosphère pour que les étrangers en soient frappés en arrivant dans la ville.

La glairine et la barégine abondent dans ces eaux surtout dans celles qui sont à basse température.

Température. — La température des sources parcourt une échelle qui s'élève de 24° à 77° centigrades ; elle est généralement fixe dans les sources bien captées. M. Garrigou a signalé un abaissement de température de 0,7 à 1° centigrade pendant l'hiver à l'époque des pluies ; il l'attribue à l'insuffisance de captage et à leur mélange avec les eaux atmosphériques.

Leur pesanteur spécifique est à peu près celle de l'eau distillée.

Les sources d'Ax débitent 2,000,000 de litres en vingt quatre heures ; elles en débiteraient bien davantage si toutes les sources étaient captées. Ces sources ont sans doute une communauté d'origine. Il suffit, en effet, de changer les conditions d'écoulement de l'une d'elles pour que le débit des autres soit modifié. Ces variations réciproques du débit sont manifestes pour les sources des Canons et du Rossignol.

Propriétés chimiques. — Les divers auteurs qui ont écrit sur ces eaux les classent parmi les sulfurées sodiques. La moyenne du sulfure de sodium, d'après M. Filhol, serait de 0.0138^m par litre. La composition des sources n'est pas identique et leur degré de sulfuration varie de 0.001 à 0.026 par litre. De plus, MM. Garrrigou et Filhol ont constaté que le degré de sulfuration subisssait des variations légères suivant la saison, telles qu'une augmentation après les saisons pluvieuses ; il s'élève ou s'abaisse en raison inverse de la température, de telle sorte qu'en hiver celui des principales sources peut atteindre 8 mm. de monosulfure de sodium par litre.

L'eau de certaines sources (Pilhes, eau bleue, petite sulfureuse, foulon) présentent une sulfuration augmentée après un an ou deux de conservation dans des bouteilles bien bouchées (Filhol).

La présence de l'hydrogène sulfuré libre coïncidant avec celle du sulfure de sodium a engagé M. Filhol à classer les eaux d'Ax avec celles de Luchon, dans un genre à part au milieu du groupe des eaux sulfureuses de la chaîne des Pyrénées. Elles sont désignées par M. Garrigou comme *eaux sulfhydratées sodiques* et *sulfhydratées sulfhydriquées sodiques* et *eaux degénérées*.

Dès 1760, le Dr Abraham Sicre donnait les premières analyses. Après lui, le Dr Pilhes en 1786, le professeur Dispan en 1806, le chimiste Magnes Lahens en 1810, Anglada, Fontan dans leurs études générales sur les eaux des Pyrénées, Lafont-Gousy en 1840, ont étudié les eaux d'Ax. Enfin je signalerai parmi les travaux les plus récents la thèse inaugurale du Dr Gustave Astrié (1852), les ouvrages de MM. Alibert et Filhol en 1853, de M. Garrigou en 1862 et les écrits de l'inspecteur actuel M. Auphan.

Je donnerai pour chaque groupe le résultat des travaux de MM. Filhol et Garrigou. Ce sont les plus complets et les plus en rapport avec les progrès actuels de la chimie.

Les thermes d'Ax se composent de quatre établissements

qui sont par ordre d'importance : le *Teich*, le *Couloubret*, le *Breilh* et le *Modèle*.

A. — *Groupe du Teich.*

ANALYSE DE LA SOURCE PRINCIPALE DE CE GROUPE
PAR M. GARRIGOU (1862).

(*Source Viguerie.*)

Eau : 1000 grammes.

Sulfure de sodium..............	0,0200
Chlorure de sodium............	0,0350
Sulfate de soude..............	0,0318
Silicate de soude..............	0,1102
Silicate de chaux..............	0,0185
Silicate de magnésie...........	0,0006
Matière organique.............	0,0450
Oxyde de fer.................	0,0002
Alumine.....................	0,0001
Acide phosphorique	
Acide borique................	
Iode........................	traces.
Sulfure de potassium..........	
Lithium.....................	
Total :	0,2614

L'analyse au spectroscope du produit de l'évaporation de 500 litres d'eau, faite par M. Garrigou, a indiqué manifestement la raie propre au lithium.

Depuis que ces observations ont été faites, le débit de cette source a presque doublé et son degré de sulfuration a augmenté, grâce aux travaux de captage exécutés par M. Joly (d'Ax).

Cette source est maintenant la plus sulfureuse de l'établissement du Teich. Elle produit le phénomène du blanchiment et dégage une quantité notable d'hydrogène sulfuré.

Tableau de la température, du degré de sulfuration et d'alcalinité, au bain ou au griffon, et de la quantité d'hyposulfite de soude que renferment chacune des sources du Teich, suivant les analyses de MM. Filhol et Garrigou.

NOMS des SOURCES.	TEMPERATURE centigrade.	SULFURE de sodium par litre.		ALCALINITÉ par litre au griffon.		HYPOSULFITE de soude par litre.	SULFURATION par bain.	ALCALINITÉ par bain.
		Filhol.	Garrigou.	Filhol.	Garrigou.			
Source Viguerie.....	73°5	0.0284	0.0200	077	0.062	0.000927	4.178800	18.627600
Après le serpentin de la même source....		0.0133	0.0148					
Dans la baignoire réchauffée par de l'eau chaude de la même source............	34°	0.0160	0.0133					
Grande Pyramide....	68°	0.0221	0.0148		0.064	0.000927		
Astrié (chaude)......	49°6		0.0018	0.035	0.061		0.185400	18.588600
Au robinet des baignoires de la même source............		0.0049						
Astrié (froide).......	22°				0.047			14.156100
Eau bleue..........	38°	0.0024	0.0037		0.065		0.741600	20.778100
Grotte (réservoir)....	50°	0.0196						
No 4................	60°2	0.0160	0.0173		0.079	0.00370	2.595600	23.863500
Pompe.............	28°2	0.0016	0.0024		0.003		0.370800	1.008000
Joly...............	73°		0.0200					
Jeanne et du puits d'Orlu	44°à 69							
Isabelle { griffon	51°							
Isabelle { buvette....	37°		0.0061		0.053	0.002472		
Eau bleue..........	48•	0.0018		0.049		0.002472		
Quod.............	65°	0.0197	0.0230					
Patissier...........	36°		0.0012		0.091	0.00247		
Saint-Roch (source à droite)............	46°	0.0184	0.0148		0.010	0.00185		
Saint-Roch (source à gauche)...........	40°	0.0049	0.0009		0.097			
Buvette Viguerie.....								

La source Viguerie fournit un filet qui, refroidi au serpentin, alimente une buvette dont la température est de 25° centigrades.

Ces sept dernières sources alimentent les buvettes.

Le débit de l'ensemble de ces sources est de 476,510 litres en vingt-quatre heures.

La source Viguerie et la source de la Grande Pyramide sont les plus sulfureuses ; les autres sources appartiennent à la variété des eaux sulfureuses dites *dégénérées* dont l'eau bleue est le type. La couleur de cette eau rappelle la teinte azurée d'une dissolution de sulfate de quinine.

Ce phénomène n'est pas une illusion d'optique, comme le croyaient Thouret, Chaussier et Fontan, ce n'est pas davantage des débris de schistes ardoisiers tenus en suspension, puisque l'eau ne passe pas sur ces schistes et ne présente pas cette couleur au griffon et que la filtration ne la fait pas disparaître. Ce bleuissement, suivant MM. Filhol et Garrigou, n'est qu'un commencement de blanchiment, c'est-à-dire qu'il est produit par des particules infiniment petites de soufre en suspension dans le liquide par suite de la transformation de l'hydrogène sulfuré au contact de l'air.

La barégine qui se dépose dans les grottes où coulent les sources est le plus souvent colorée en noir par du sulfure de fer hydraté.

MM. Filhol et Garrigou ont analysé l'air des étuves d'Ax et sont arrivés à des résultats presque identiques ; l'étuve du Teich donne 0,0016 millièmes d'hydrogène sulfuré par 100 litres d'air. Un malade séjournant quinze minutes dans cette étuve ferait passer dans ses poumons 1 c. 620 d'hydrogène sulfuré.

L'installation de l'établissement du Teich est très complète. Elle comprend des buvettes, des salles de douches, des étuves, une vaste salle d'inhalation et 44 cabinets de bains munis chacun de douches mobiles pouvant servir à diverses applications.

M. Gustave Astrié, d'après de nombreuses observations

cliniques, admet dans l'établissement du Teich trois sections balnéaires.

A. Bains Viguerie, ou bains forts, à degré sulfhydrométrique très élevé.

B. Bains Astrié, ou bains moyens, degré de sulfuration faible (du n° 21 au n° 30).

C. Bains Boulié, ou bains doux. Ils sont alcalins, le sulfure a disparu; le degré d'alcalinité est très élevé (du n° 1 à 16).

Les recherches de MM. Filhol et Garrigou confirment cette distribution.

Groupe du Couloubret..

Les sources qui alimentent l'établissement du Couloubret émergent toutes sur la rive droite du torrent d'Ascou sur la promenade du Couloubret. Cependant l'établissement emprunte au groupe du Breilh une partie des sources de l'étuve et du Rossignol.

ANALYSE DE LA SOURCE DU BAIN FORT ANCIEN
PAR M. GARRIGOU EN 1862.

Sur un kilogramme d'eau minérale :

Sulfure de sodium	0,0148
Chlorure de sodium	0,0230
Sulfate de soude	0,0675
Silicate de soude	0,0967
Silicate de chaux	0,0167
Silicate de magnésie	0,0030
Silice en excès	0,0008
Matière organique	0,0500
Oxyde de fer	0,0002
Alumine	0,0001
Acide phosphorique	
Acide borique	
Sulfure de potassium	traces.
Iode	
Lithium	
Total :	0,2728

Degré de sulfuration et d'alcalinité des sources du Couloubret

(Observations de MM. Filhol et Garrigou.)

NOMS des SOURCES.	TEMPÉRATURE centigrade.	SULFURE de sodium.		ALCALINITÉ		PAR BAIN.	
		Filhol.	Garrigou.	Filhol.	Garrigou.	sulfuration	alcalinité. Garrigou.
Gourguette et (au griffon...	42° et		0.0129		0.006	2.1356	
Lafont-Gouzy) au réservoir.	47°	0.0036	0.0061				
Rougeron et Basse........	23°5		0.0000		0.043		
Montmorency............	30°2	0.0000	0.0000		0.042		12.535500
Majeure (griffon)..........	46°2	0.0184	0.0173				
Etuve (griffon)...........	68°7	0.0196	0.0174		0.060		
Rossignol supérieur........	77°5	0.0270	0.0218				
Bain Filhol (réservoir)......	43°80	0.0196	0.0173	0.074	0.051	3.460800	10.216600
Au robinet des baignoires ...		0.0098	0.0089				
Pilhes et Gas- (au griffon...	40°8	0.0085	0.0074	0.076	0.069	1.4832	14.177600
ton Phœbus.) au réservoir.		0.0073	0.0049				
Bain fort ancien (réservoir)..	44°9	0.0178	0 0148		0.087	2.966400	13.101350
Au robinet des baignoires...			0.0086				
Canalette (griffon)........	23°		0.0024	0.074	0.038		
Mystère................	46c		0.0185		0.119	3.708000	

Les buvettes sont alimentées par les quatre dernières sources.

L'ensemble de ces sources donne par vingt-quatre heures 416,476 litres.

Les sources Rougerou, Basse et Montmorency ne renferment pas de sulfure de sodium. L'eau de la source Montmorency est rendue onctueuse par la matière organique qu'elle renferme dans la proportion de 0.7705g. par litre (Garrigou).

La sulfuration déjà notable dans les sources de Pilhes est plus considérable au bain fort et au bain Filhol. Les eaux de ces deux dernières sources s'altèrent moins rapidement en raison de la forte proportion de matière organique qu'elles renferment.

D'après ces observations on peut grouper en trois sections les sources du Couloubret.

A Bains doux ou sédatifs, sans traces de sulfure de sodium. Bains Montmorency.

B. Bains moyens, à sulfuration assez faible, comprendront la Gourguette, Mystère, Pilhes, Jeanne d'Albret.

C. Bains forts, avec une notable proportion de sulfure de sodium et une grande fixité de ce principe sulfureux, grâce à la matière azotée comprendront les bains forts, les bains Filhol et Majeure.

C. *Groupe du Breilh.*

Les 35 sources qui émergent à l'est de la ville alimentent deux établissements : l'établissement Sicre et le Modèle.

1° *Etablissement Sicre.*

ANALYSE DE M. FILHOL EN 1876 SUR 1000 GRAMMES D'EAU.

	Source Fontan.	Source Filhol.	Petite sulfureuse.
Sulfure de sodium..........	0,0153	0,0145	0,0147
Chlorure de sodium........	0,0375	0,0400	0,0306
Sulfate de soude...........	0,0148	0,0154	0,0195
Silicate de soude...........	0,0580	0,0575	0,0596
Silicate de potasse.........	0,0270	0,0277	0,0259
Silicate de chaux	0,0479	0,0329	0,0457
Carbonate de chaux	0,0140	0,0262	0,0143
Carbonate de magnésie	0,0020	0,0029	0,0021
Matière organique..........	0,0450	0,0450	0,0400
Cuivre, iode, lithine, fer, manganèse, acide phosphorique et hyposulfite	traces.		
Totaux :	0,2615	0,2622	0,2604

Degré d'alcalinité et de sulfuration des sources du Breilh

(Observations de MM. Filhol et Garrigou.)

NOMS des SOURCES.	TEMPÉRATURE centigrade.	SULFURE de sodium par litre.		ALCALINITÉ par litre.		HYPOSULFITE de soude.	PAR BAIN.	
		Filhol.	Garrigou.	Filhol.	Garrigou.		sulfuration	alcalinité. Garrigou.
Source du n° 1....	35°	0.0000	0.0010	0.0700			0.030000	
— du n° 4....	41,2		0.0024	0.0710			0.365800	
— des n°s 5 et 6.	38°		0.0015	0.0705	0.0680		0.231750	
— Lonchamp..	48°		0.0010	0.0700				
— de la Pyramide..........	68°	0.0184	0.0227		0.0428		3.739800	8.560800
Source des n°s 9 et 10............	32,5		0.0012	0.0708	0.0910		0.194400	
Source Anglada ...	47°		0.0010	0.0710	0.0800		0.030000	
— Fontan.....	55°	0.0221	0.0185	0.0630	0.0676	0.001854	2.784000	4.662000
— Hardy ou de l'étuve.........	63°	0.0098	0.0092		0.0913		1.770000	18.263600
Source Marie (lavoir)..........	56°		0.0188		0.0841		2.829650	
Source petite sulfureuse...........	45°	0.0184	0.0173		0.0988	0.001854		
Source du Breilh..	sulfureuse dégénérée.							

Les deux dernières sources alimentent les buvettes.

Le débit de l'ensemble de ces sources est de 138,321 lit. en vingt-quatre heures.

Les bains de l'établissement Sicre forment deux groupes bien distincts : Les premières baignoires sont alimentées par des eaux privées de sulfure de sodium ou qui n'en renferment qu'une faible quantité, mais la matière azotée y est très abondante.

La source Fontan qui alimente les dernières baignoires, moins riche en matière azotée, donne une eau très sulfureuse et qui présente le phénomène du blanchiment; ce phénomène est particulièrement remarquable quand on ajoute l'eau du torrent pour donner à l'eau minérale la température du bain.

L'étuve de l'établissement Sicre renferme par 100 litres d'air 0,0001 d'hydrogène sulfuré.

2° *Etablissement thermal Modèle.*

Alimenté par les sources du groupe du Breilh. Cet établissement a été fondé en 1863.

M. Filhol a analysé les sources qui l'alimentent; leur composition est la même que presque toutes les autres sources. Ces analyses ont été faites au griffon en 1876.

Temp. centigrade	Grande source. 70°,5	Source de l'Etuve. 63°	Source alcaline. 53°	Source du Foulon. 63°,20
Sulfure de sodium.....	0,0158	0,0148	0,0032	0,0092
Chlorure de sodium....	0,0403	0,0400	0,0170	
Sulfate de soude	0,0221	0,0165	0,0350	L'alcalinité
Silicate de soude.......	0,0757	0,0746	0,0639	de cette
Silicate de potasse.....	0,0341	0,0332	0,0079	source serait
Silicate de chaux......	0,0135	0,0119	0,0034	par bains de
Carbonate de chaux...	0,0318	0,0253	0,0291	23,570000
Carbonate de magnésie.	0,0033	0,0031	0,0020	suivant
Matière organique.....	0,0475	0,0450	0,0310	M.Garrigou.
Cuivre, iode, lithine, fer, manganèse, acide phosphorique et hyposulfite..............	traces.			
Totaux :	0,2841	0,2644	0,1925	

Cet établissement possède quatre buvettes dont voici les degrés de sulfuration, d'alcalinité et la température :

	Tempér. centigrade.	Sulf. de sodium par litre.	Carbonate de soude par litre.
1° Buvette de la source alcaline...............	45°	0,0008	0,004
2° Buvette sulfur. refroidie.	22°	0,0095	
3° Buvette des Abeilles....	45°	0,0136	
4° Buvette sulfureuse.....	47°	0,0122	0,052

Cet établissement comprend également deux groupes :

1° L'eau de la grande source qui a 0,020 de sulfure au griffon et par conséquent est très sulfureuse.

Mais l'aménagement de cette source est défectueux. M. Garrigou a constaté, en effet, qu'elle n'avait plus que 0,008 de sulfure dans le bassin réservoir et 0,0008 seulement dans la baignoire après le serpentin. Ces bains préparés sont donc à peu près dépourvus de sulfure. Pour éviter toute décomposition, l'eau sulfureuse devrait venir au fond de la baignoire, comme le dit avec raison M. Filhol.

2° L'eau de la grande source alcaline est le type de la seconde variété. Ces eaux sont dépourvues de sulfure sodique mais possèdent un remarquable degré d'alcalinité La source alcaline renferme 0,0129 d'hyposulfite de soude.

Sources de la voie publique.

1° *Source des Canons.* — La température de cette source est de 75°2 centigr. La quantité d'hyposulfite qu'elle contient par litre s'élève, d'après M. Garrigou, à 0,002472 après sa désulfuration.

ANALYSE DE LA SOURCE DES CANONS (F. GARRIGOU).

1° *Eléments minéralisateurs de la source des Canons :*

Chlore....................	0,0154
Soufre...................	0,0086
Acide sulfurique..........	0,0287
Acide silicique...........	0,0775
Soude...................	0,0791
Sodium	0,0124
Chaux	0,0064
Magnésie................	0,0002
Matière organique........	0,0350
Oxyde de fer.............	0,0007
Alumine.................	0,0003
Acide phosphorique........	
Acide borique............	
Iode	traces.
Potassium...............	
Lithium.................	
Résidu salin.............	0,2700
Total :	0,2643

2° *Les éléments sont groupés comme il suit (Garrigou) :*

Sulfure de sodium........	0,0210
Chlorure de sodium.......	0,0265
Sulfate de soude..........	0,0509
Silicate de soude.........	0,1127
Silicate de chaux.	0,0166
Silicate de magnésie	0,0006
Silice en excès............	
Matière organique.........	0,0360
Oxyde de fer.............	0,0007
Alumine.................	0,0003
Acide phosphprique........	
Acide borique............	
Sulfure de potassium.......	traces.
Iode.....................	
Lithium	
Total :	0,3653

2° *Sources du Rossignol.* — La température de cette source s'élève à 77°5. Après sa désulfuration, elle renferme 0,003708 d'hyposulfite de soude par litre.

3° *Sources du Coustou.* — Ces deux sources ont une température de 39°. Leur degré de sulfuration est de 0,016686 et leur degré d'alcalinité, 0,075771 et après la désulfuration, elles renferment 0,002472 d'hyposulfite de soude (Garrigou).

Le débit de ces sources est considérable.

D'après ce que nous venons de dire, la station d'Ax est la plus importante de l'Ariège. L'ensemble de ses établissements possède 160 baignoires, des étuves, des piscines, des cabinets d'inhalation, un grand système de douches pouvant suffire aux indications les plus variées, 7 buvettes d'une grande importance pratique.

CLIMAT. — Pour compléter ce tableau, disons quelques mots du climat de cette station. La station d'Ax est par sa position géographique la plus méridionale des stations pyrénéennes. La situation géographique et une altitude de 718 mètres assurent tous les bénéfices qu'on peut attendre pour les malades de l'effet tonique et vivifiant produit par l'air pur et salubre des montagnes.

Abritée des vents impétueux par les montagnes qui lui forment immédiatement ceinture et dont l'élévation varie entre 2,200 et 2,400 mètres, la vallée est ouverte au vent nord-ouest, qui n'arrive qu'après s'être plusieurs fois brisé et avoir perdu de sa force.

Le climat y est doux et clément ; il pleut très peu pendant l'été ; le printemps seul est pluvieux et le brouillard vient rarement attrister la vallée.

Bonnans.   4

M. Alibert donne les moyennes thermométriques et baro-
métriques prises au milieu du jour ; ce sont les suivantes :

	Température centigrade.	Hauteur barométrique.
Juin......	24,30	0,703
Juillet	26,00	0,697
Août	20,60	0,702
Septembre.	19,12	0,700

Les variations de température sont assez sensibles. Les
matinées et les soirées sont fraîches, même pendant les
jours les plus chauds.

M. Alibert donne la moyenne de cette température.

	Au lever du soleil.	A midi.	Au coucher du soleil.
Juin.......	17,31	26,30	19,30
Juillet	16,57	26,00	20,08
Août	15,30	20,60	17,85
Septembre .	13,20	19,12	16,17

Malgré ces oscillations journalières si rapides, la
moyenne de la température pendant la saison reste,
comme on le voit, supérieure à celle des régions dites tempérées.

CHAPITRE III.

TERRAIN SILURIEN.

Le terrain silurien forme, dans le département de l'Ariège, cinq dépôts principaux. Au sud du département, une bande très mince est enclavée dans le granit des montagnes d'Orlu, d'Orgeix, de Mérens et de Gudanes. — Une seconde bande, beaucoup plus importante, prend naissance sur la rive gauche de l'Aude, près Husson, se dirige vers l'ouest, forme les crêtes de Pailhères et les montagnes de Vaychis, au nord d'Ax. Après avoir suivi un instant la rive gauche de l'Ariège, cette bande s'engage dans les hautes montagnes de Larcat, de Larnat et de Miglos, qu'elle constitue, ainsi que les hauts vallons de Vic-dessos et d'Auzat, et enfin passe en Espagne. — Au nord du massif granitique du Saint-Barthélemy apparaît un amas de silurien qui ne nous offre aucun intérêt. Ce massif, interrompu à une certaine distance de l'Ariège, est de nouveau visible sur la rive gauche ; il se continue dans la direction de l'ouest, en passant au nord du pic Fonfrède et se termine sur la rive gauche du Salat, à 10 kilomètres environ au sud de Saint-Girons.

Aux environs de Massat, on trouve un quatrième dépôt de silurien enclavé entre le pic Fonfrède et le massif des Trois-Seigneurs.

Le cinquième dépôt est le plus important au point de vue de l'étendue ; il remplit tout le haut Salat, constitue par ses assises puissantes la vallée de Biros, les vallons

d'Aulus et les montagnes d'Ustou, forme les crêtes fron-
tières et passe en Espagne.

Le terrain silurien peut être divisé en deux étages qu'on
distingue en inférieur et supérieur.

On trouve dans le terrain silurien inférieur des schistes
argileux, de la silice, du graphite, du talc, des pyrites de
fer, plus ou moins cuivreuses et souvent arsenicales,
comme à Marc, dans la vallée d'Auzat. Le calcaire y est
peu abondant.

Le silurien supérieur se compose surtout de schistes argileux alternant avec de puissantes assises calcaires entre
lesquels on trouve enclavés les principaux gîtes des mines
de fer de l'Ariège. Cet étage, en raison de sa richesse en
minéraux ferrugineux, mérite bien le nom de calcaire mé-
tallifère qui lui a été donné.

L'étage silurien inférieur particulièrement est en strati
fications discordantes avec les terrains cambriens et lau-
rentiens ; on le trouve plus particulièrement aux environs
d'Ax (Garrigou).

L'étage supérieur ou murchissonien, toujours séparé du
granit par des bandes de schistes plus anciens, est visible
dans les montagnes d'Orlu, d'Orgeix et de Mérens, au
milieu du silurien inférieur; on le rencontre également
dans la vallée d'Aulus. Dans cette vallée, il s'imprègne
de minéraux magnésiens sur quelques points rapprochés
du granit et du gneiss et on y trouve une variété d'ophites,
la lherzolite qui donne à la source d'Aulus un caractère
particulier.

Eaux minérales du terrain silurien.

Minéralisation des eaux ferrugineuses sulfatées. — Sous
l'action simultanée de l'air et de l'eau, les pyrites se déli-

tent visiblement en plusieurs endroits : le sulfure de fer se transforme en sulfate et la roche, devenue poreuse et friable, abandonne aux infiltrations supérieures, indépendamment de ce composé ferrugineux, des silicates alcalins ou alcalino-terreux. Il peut également se former un alun ferrugineux, ce qui explique la présence du sulfate d'alumine qu'on rencontre assez fréquemment.

D'un autre côté, d'après Berzelius, les eaux qui traversent des terrains qui renferment de l'humus peuvent se charger d'acide crénique et apocrénique, et ces acides, en présence des dépôts superficiels de fer limoneux qu'on rencontre dans les hautes vallées de l'Ariège, peuvent produire des crénates et des hypocrénates de fer.

En définitive, les eaux ferrugineuses qui sortent du silurien sont presque toutes minéralisées par le sulfate ferreux, mélangé d'un peu de crénate de fer. M. Filhol y a trouvé, d'une manière constante, des traces d'iode et d'arsenic. D'après M. Chatin, la proportion d'iode est d'autant plus grande, que la source est plus ferrugineuse.

Ces eaux ferrugineuses, sulfatées, avec ou sans crénates, émergent de la partie haute de la chaîne où nous avons signalé la présence du terrain de transition, fréquemment pénétrées par les roches éruptives et riches en pyrites de fer plus ou moins arsenicales. Ces eaux sont généralement froides.

La première bande du silurien ne présente, comme émergence, que la source de Merens. Nous avons plus haut expliqué comment, par son origine, elle appartient au terrain granitique, ainsi que la source d'Husson, que l'on trouve à l'extrémité orientale de la bande silurienne.

La grande bande de terrain silurien qui commence aux environs d'Husson présente, en plusieurs points, ces schistes pyriteux susceptibles de se décomposer à l'air en formant des aluns ferrugineux et donnant naissance aux eaux ferrugineuses sulfatées suivantes :

Source de Pailhères. — M. Mussy signale au port de Pailhères, à une altitude de 1,973 mètres, une première source ferrugineuse.

Source de Vaychis. — Altitude (874 mètres). Les schistes aluno-ferrugineux des montagnes de Vaychis et de Perles ont été exploités autrefois pour leur vitriol vert et leur alun. La source ferrugineuse sulfatée qui sort de ces schistes est assez importante.

Source ferrugineuse d'Ax. — M. Garrigou a signalé, dès 1862, une source ferrugineuse qui peut rendre de grands services en raison de la proximité de cette station importante.

Source de Larnat. — Aux environs du village de Larnat, à 1,000 mètres d'altitude, on trouve au voisinage d'un affleurement de fer carbonaté et d'hématite, une source assez abondante.

Sources de Suc et Saleix. — Dans le canton de Vicdessos, aux villages de *Saleix* et de *Suc* (1,013), jaillissent deux sources d'une certaine importance. Enfin nous citerons pour mémoire les sources de *Savignac, Sinsat* et *Bouan.*

Nous avons déjà dit que le troisième amas silurien ne nous présentait aucun intérêt au point de vue des sources minérales.

Source de Massat. — Le quatrième dépôt silurien,
qui occupe la vallée de Massat, mérite une mention spéciale en raison du nombre des sources ferrugineuses que
l'on y rencontre ; les schistes y renferment des filons de
quartz, des pyrites de fer et du fer oligiste, particulièrement au voisinage des sédiments secondaires qui les séparent au nord des roches primitives du pic Fonfrède. De ces
schistes sortent plusieurs sources au hameau de Lirbant,
au lieu dit *Balmes ;* on en trouve également à *Abela* et sur
les rives des deux ruisseaux d'Areo et de Castel d'Amour :
elles forment des dépôts rougeâtres abondants ; la température de quelques-unes d'entre elles s'élève à 24° centigrades.

Le cinquième dépôt dont les assises remplissent tout
le haut Salat donne aussi de nombreuses sources minérales. Les sources de Seintein, dans la vallée de Biros et
les sources de la vallée d'Aulus sont les seules connues et
étudiées : nous insisterons tout particulièrement sur ces
dernières en raison de leur importance. Nous devons
cependant mentionner les sources d'*Ustou*, de *Bielle* et de
Seintein.

Sources d'Ustou et de Bielle. — Non loin d'*Ustou*, sort
d'une grotte une source qui a reçu le nom de Font-Rouge
ou Font-Sainte. Elle jouit d'une grande réputation parmi
les habitants du pays. La source de *Bielle*, récemment
signalée, émerge sur les bords de l'Alet, au nord d'Ustou,
dans le canton d'Oust.

Le canton de Castillon renferme à lui seul plus de
50 sources ferrugineuses. On en trouve en assez grand
nombre aux environs des villages de Seintein et d'Antras
(altitude, 910 mètres) dans la vallée de Biros. D'autres

jaillissent dans la vallée d'Eylie, sur les rives du torrent
du Lez ; d'autres enfin dans la vallée d'Orle, non loin de
la frontière.

Source de Seintein. — La plus importante des sources de
ce groupe est la source de Seintein. Cette eau minérale
jaillit au village de Seintein, dans l'arrondissement de
Saint-Girons, à 28 kilomètres de cette ville.

La température de cette source est de 12°, 4 centigrades.
Elle a été analysée par Ossian Henry en 1854 et par M. Ri-
gaut.

ANALYSE D'O. HENRY (1854).

Eau : 1 litre.

Acide carbonique libre................	1/8 du vol.
	gram.
Bicarbonate de chaux..............	
Bicarbonate de magnésie...........	0,1620
Sulfate de chaux, peu..............	
— de soude et de magnésie......	
Chlorures de sodium et de calcium...	0,1900
— de magnésium..........	
Crénate alcalin...................	
Sel de potasse...................	indiqués.
Sesquioxyde de fer...............	0,0590
Nickel........................	indices.
Silice. alumine	
Matière organique azotée..........	0,0007
Arsenic ou principe arsenical........	
Total......	0,4117

Cette eau minérale peut être rangée parmi les eaux ferrugineuses bicarbonatées. Elle s'emploie en bains et surtout

en boissons, dans un petit établissement thermal fréquenté par quelques malades des communes voisines. L'eau de Seintein est transportée.

Sources d'Aulus. — Les eaux d'Aulus ont leur place marquée à la fin de l'histoire des sources minérales du terrain silurien. Le fer qui forme l'élément minéral le plus important des sources précédentes ne figure que dans des proportions très restreintes : c'est le sulfate calcique qui constitue l'élément principal de ces eaux minérales.

La géologie de la vallée explique le caractère calcique de ces sources qui émergent de l'étage supérieur du terrain silurien. Les schistes de cet étage sont, en effet, très riches en calcaires, ils s'imprègnent de minéraux magnésiens et sont pénétrés de traînées d'ophites au voisinage des bandes jurassiques qui s'étendent au nord de la haute vallée d'Aulus. Cette relation entre les dépôts d'ophites et les sources sulfatées calciques a été surtout mise en évidence par Dufrenoy (*Memoire sur les Pyrénées*) et par M. Jules François (*Aperçu sur la géologie de l'Ariège*, avril 1841). — Les nombreux filons métalliques qui sillonnent la vallée ne sont pas non plus sans influence sur la minéralisation de ces sources.

Situation. — Aulus est situé à 33 kilomètres au sud-est de Saint-Girons et à 17 kilomètres d'Oust, chef-lieu de canton.

Aux environs de ce village et dans un périmètre de 300 à 400 mètres on trouve de nombreuses sources, parmi lesquelles trois seulement sont aujourd'hui l'objet d'une exploitation régulière. Ce sont les sources d'*Armagnac*, de *Bacque* et des *Trois-Césars*. Ces trois sources naissent sur la rive droite du Garbet ou Gave au pied de la montagne de Caizardé, dans une vallée large de 300 mètres et d'une longueur de 2 kilomètres.

Propriétés physiques. — Les eaux des trois sources ont sensiblement la même composition et les mêmes propriétés physiques : elles sont claires, limpides, inodores, d'une saveur légèrement amère ; elles laissent un arrière-goût calcaire et atramentaire tout à la fois. — Exposées à l'air, elles se troublent bientôt et laissent déposer un précipité rougeâtre.

Elles sont douces et savonneuses à la main ; la densité est de 1,0027.

D'après M. Garrigou, elles contiennent environ par litre 0,60 centigrammes d'hydrate de calcium. — Leur température fixe est de 13 à 14 degrés centigrades.

Leur débit est en moyenne de 20 litres par minute.

Composition. — Diverses analyses des eaux d'Aulus ont été faites successivement par MM. Filhol, Ossian Henry et Garrigou.

Voici les résultats obtenus.

ANALYSE DU Dr FILHOL (1849).

Acide carbonique libre.........	0,0650
Chlorure de calcium..........	0,0060
— de sodium..........	0,0012
Sulfate de chaux............	1,8167
— de magnésie.........	0,2093
— de soude...........	0,0120
Carbonate de chaux..........	0,1208
— de magnésie.......	0,0386
Oxyde de fer..............	0,0046
Silice....................	0,0076
Acide crénique et hypocrénique.	0,0064
Manganèse................	
Cuivre....................	traces.
Arsenic	
Total.......	2,2982

ANALYSE D'OSSIAN HENRY en 1854.

Source Bacque.

Sulfate de chaux....................	1,980
— magnésie.....	0,300
— soude......,,...........	0,100
Bicarbonate de chaux...............	0,097
— magnésie......	0,043
Chlorure de sodium...............	⎫
— calcium	⎬ 0,040
— magnésium...........	⎭
Chlorures et iodures alcalins........	0,010
Sels de potasse..................	trace sensible.
Acide silicique, alumine et phosphate.	0,080
Silicate de chaux et d'alumine.......	0,090
Oxyde de fer......................	0,011
— fer et manganèse.........	0,005
Manganèse et arsenic....	traces.
Iode et arsenic..................	traces.
Matière organique....	indéterminée.
Total......	2,756
Gaz acide carbonique libre, environ...	1/8 de litre.

ANALYSE DU Dr GARRIGOU (1875).

Source des Trois-Césars.

Acide carbonique libre..	0,1021
Acide carbonique fixe....	0,0034
Acide sulfurique........	1,2788
Acide phosphorique.....	traces.
Acide nitrique..........	traces.
Acide silicique.........	0,0148
Chlore	0,0015
Iode..................	traces.
Soude.................	0,0031
Potasse	0,0027
Lithine...............	traces.
Ammoniaque..........	0,0001
Chaux, strontiane, baryte.	0,8332
Magnésie..............	0,0749
Alumine...............	traces nettes.
Chrome................	traces.
Fer...................	0,0023
Manganèse............	0,00 02
Zinc..................	abondant.

Cobalt et nickel	très nets.
Cuivre et argent	abondants.
Mercure	très net.
Plomb	0,00015
Arsenic	0,000022
Etain et tellure	traces très faibles.
Antimoine	traces.
Matière organique	0,0148
Total	2,334192.

Les travaux analytiques se poursuivent sans interruption en raison de l'importance qu'acquiert de jour en jour cette station. Nous avons cru ne devoir donner que le résultat des dernières analyses de M. Garrigou; mais à diverses reprises il n'a pas cessé de constater dans les eaux d'Aulus la présence du cuivre, de l'antimoine, du zinc, du cobalt, du chrome, du nickel et de l'argent.

M. Filhol de son côté a trouvé dans les dépots ocracés des sources du cuivre, de l'arsenic et du manganèse. Ces résultats n'ont rien qui doive nous étonner; la vallée d'Aulus est en effet sillonnée de filons de plomb argentifères, de cuivre et de zinc; les roches chromées et magnésiennes y sont également fréquentes.

Climatologie. — Les sources d'Aulus ont été découvertes en 1823; le nombre des baigneurs y augmente chaque année dans de grandes proportions.

L'altitude est d'environ 800 mètres. Le climat est à peu près celui de Luchon; l'hiver y est assez rude, mais par contre l'été y est très doux : c'est un printemps perpétuel d'avril en octobre.

Les habitations sont toutes dans la partie Est de la vallée qui est la plus découverte et où le soleil pénètre facilement (Aoulous, ad lucem). Le vent du nord qui se fait sentir dans la plaine s'arrête au pied des monts, mais n'atteint pas la vallée.

CHAPITRE IV

TERRAIN DÉVONIEN.

Le terrain dévonien apparaît sur trois points différents du département de l'Ariège :

Il forme un premier massif peu important à l'est du département aux sources du l'Hers, au sud de Prades et de Montailhou. Au nord des assises siluriennes de Saint-Barthélemy court une bande régulière et continue qui vient se terminer sur la rive droite de l'Ariège à 4 kilomètres environ du granit de Mercus. Enfin une troisième bande partant des environs d'Alzein où elle repose sur des schistes siluriens se porte vers l'ouest et se termine tout près des rives du Salat après avoir formé le Garie d'Encourtiech.

Le terrain dévonien est constitué par des calcaires d'un gris bleuâtre et des schistes auxquels l'oxyde de fer donne une couleur rougeâtre et violacée. Ces schistes renferment fréquemment des traces charbonneuses et dans leurs fentes larges et profondes des fers hydroxydés et carbonatés ou bien encore du manganèse peroxydé à l'état de pyrolusite terreuse et cristalline, notammment à Encourtiech.

Entre ces calcaires dévoniens et les grès du trias sont enclavés des schistes anciens qui d'après M. Mussy tiennent dans l'Ariège la place du terrain houiller. Ces schistes anciens, qui forment au milieu du dévonien la masse de la montagne d'Eychenne, sont très siliceux à leur base et contiennent des pyrites et des traces charbonneuses.

Eaux minérales du terrain dévonien.

Les sources peu nombreuses qui jaillissent de ce terrain n'ont été l'objet d'aucune étude ; nous signalerons parmi les plus importantes les sources ferrugineuses suivantes :

Source d'Encourtiech. — Sur le versant nord du Garie d'Encourtiech (canton de Saint-Girons) deux sources ferrugineuses et probablement manganésiennes froides.

Sources de Riverenert et Forgues. — Sur la rive droite de la vallée de Riverenert jaillissent des calcaires dévoniens sur lesquels reposent les masses de schistes terreux formant les hauts côteaux de Rimont à Riverenert et, au lieu dit *Las Forgues*, plusieurs sources ferrugineuses froides dont la principale est très abondante.

Source d'Eychenne. — Entre les vallons du Nerp et du Baup, au pied de la montagne d'Echenne, dont nous venons de donner la constitution, émergent encore quelques autres sources ferrugineuses froides assez abondantes.

CHAPITRE V.

DES OPHITES.

Avant d'entreprendre l'étude de la minéralisation des sources qui émergent des terrains de sédiment, il est indispensable d'étudier la constitution des roches *ophitiques* qui forment des amas irréguliers toujours peu étendus au, milieu des sédiments de toute nature, depuis l'âge le plus reculé jusqu'aux assises nummulitiques. — L'apparition de ces rochers paraît se rapporter à la période des premières formations crétacées et s'étendre jusqu'à l'époque tertiaire miocène (Dict. des eaux minérales). Nous avons déjà signalé leur présence dans le terrain silurien, particulièrement dans la vallée d'Aulus.

Les ophites sont des roches à apparence granitoïde, à éléments basiques plus ou moins magnésiens qui présentent un grand nombre de variétés parmi lesquelles nous citerons la diorite, l'amphibole et la lherzolite (Mussy). Elles sont le plus souvent décomposées ou transformées en terre jaunâtre ocreuse ou magnésienne comme aux environs de la Bastide du Serou. Au milieu de cette pâte feldspathique jaunâtre apparaissent souvent des cristaux d'amphibole parfois un peu altérés ; ces roches sont presque toujours accompagnées dans leur parcours par des argiles vertes ou rouges très riches en gypses cristallins et fibreux. Dans tous ses affleurements, le gypse est en effet en relation intime avec l'ophite et il fait partie de cette roche (Mussy). On y trouve également du fer, du sel gemme, du fer oligiste, du fer oxydulé, du quartz et même de l'épidote.

Les roches ophitiques paraissent jouer un certain rôle dans l'origine et la minéralisation des sources qui jaillissent des terrains de sédiment ; on les rencontre toujours dans le voisinage des sources minérales : ce qui a fait dire à M. Jules François que les sources sulfatées, chlorurées, ferrugineuses, carbonatées, sont invariablement liées de position avec les ophites (Aperçu sur la géologie de l'Ariège, avril 1841). — Les roches ophitiques rares dans les formations anciennes sont surtout abondantes au pied de la chaîne. On les trouve accompagnant soit le sel gemme, soit le gypse.

Minéralisation des sources des terrains de sédiment.

Il résulte de l'expérience que les sources qui prennent naissance dans des terrains de même nature contiennent des principes analogues. On a été ainsi amené à considérer les eaux minérales comme le résultat du lessivage des roches métamorphiques et à confondre leur origine avec celle des sources ordinaires qui contiennent souvent une assez forte proportion de principes minéraux. C'est ainsi· que Pline disait : « Tales sunt aquæ qualis terra per quam fluunt. »

Il est incontestable que l'oxygène, l'azote et l'acide carbonique contenus dans les eaux pluviales, augmente leur pouvoir dissolvant et leur permet de se charger d'un agrégat minéral abondant dans lequel se retrouvent la plupart des parties intégrantes des terrains traversés. Ainsi se forment les eaux calcaires, séléniteuses, chlorurées suivant que les terrains traversés renferment du carbonate ou du sulfate de calcium ou bien encore du sel gemme. Les eaux de pluies rencontrent tous formés les principes de leur minéralisation et il n'est pas besoin d'admettre, comme pour le groupe sulfureux, l'influence d'une haute température et d'une pression considérable pour favoriser la dissolution.

Cependant un certain nombre de géologues ont émis, à l'occasion de la minéralisation de ces sources, une autre hypothèse. « Loin de croire, dit Lecoq, que les eaux puisent dans les terrains qu'elles traversent les matériaux qu'elles renferment, il faut au contraire admettre que tous ces terrains ont été déposés par elles et qu'elles en ont puisé les matériaux au-dessous des roches cristallines qui forment maintenant la croûte solide du globe. » (Lecoq.)

Cette hypothèse serait d'ailleurs applicable dans l'esprit de l'auteur à toutes les eaux minérales : en ce qui concerne les sources de terrains de sédiments, les sources carbonatées ou sulfatées calciques, les sources chlorurées, etc..., ne seraient plus aujourd'hui que les faibles représentants de sources minérales qui furent autrefois assez puissantes pour donner naissance aux roches sédimentaires. Cette opinion est partagée par Saint-Claire Deville.

Lecoq pense que ce sont les ophites qui ont déterminé la sortie des sources minérales par les fentes des terrains stratifiés qui ont été brisés, disloqués, relevés par des mouvements de la croûte primitive au moment de la principale éruption de ces roches. C'est à ces sources arrivant de l'intérieur du globe toutes chargées de différents sels que seraient dus les dépôts de gypse, de sel gemme, de fer oxydulé, de fer oligiste, de carbonate de chaux et de magnésie.

Minéralisation des sources chlorurées sodiques. — Deux opinions ont été émises pour expliquer l'origine des dépôts de sel gemme qui paraissent minéraliser les sources chlorurées.

Dufrenoy considère ces gîtes pyrénéens de sel gemme comme appartenant à la classe des gîtes éruptifs. L'irrégularité de ces dépôts, leur association habituelle avec les gypses, les ophites et les bitumes au milieu des terrains plus ou moins disloqués, vient confirmer cette opinion. De son côté, M. Leymerie en raison de la relation constante des sources salées et des gîtes de sel gemme avec les ophites, pense que l'éruption principale de ces roches a été accompagnée de vapeurs et de gaz (qui ont pu transporter différentes substances solubles et insolubles) dont la sublimation longtemps prolongée a produit les accumulations de sel gemme en certains points favorablement disposés, au milieu des marnes perméables, comme cela a lieu à Camarade. La formation simultanée des gypses s'expliquerait par l'action sur le calcaire des vapeurs chargées d'acide sulfurique.

Cependant, M. Leymerie dit plus loin : « Quant à l'origine de ce sel, il est naturel de la chercher dans les deux mers qui baignent les extrémités de la chaîne et qui devaient même battre une partie de sa base à une époque récente géologique, si l'on en juge par les dépôts moins modernes que l'on voit s'avancer jusqu'à une certaine distance (Leymerie, t. V, p. 113). Aujourd'hui on admet généralement que le chlorure de sodium s'est déposé dans les alluvions anciennes où il a été abandonné par le retrait de la mer qui baignait la base des Pyrénées.

Les sources chlorurées et particulièrement celles de Camarade paraissent être alimentées par les eaux supérieures et devraient leur émergence ascendante plutôt à un retour à niveau qu'à une force d'expansion souterraine ; ce

sont des eaux minérales artésiennes (Dict. des eaux minérales). Elles empruntent leur température peu élevée (13°
centigrades) aux terrains qu'elles traversent, et leur agrégat minéral provient probablement du lessivage des terrains métamorphiques des ophites. L'élément qui domine
en effet dans leur minéralisation est le chlorure de sodium,
puis vient le chlorure de magnésium et les sulfates alcalins et terreux.

Ces eaux sont limpides et inodores; leur saveur est salée
ou amère.

Minéralisation des sources sulfatées calciques.—Ces sources
minérales renferment comme principe dominant des sulfates
de chaux, de magnésie et de soude, un peu de chlorure de
sodium ; quelques-unes comme *Audinac*, contenant une
quantité suffisante de fer, peuvent être considérées comme
sulfatées calciques et ferrugineuses. On y trouve encore de
l'acide carbonique avec des traces plus ou moins abondantes d'acide sulfhydrique. Le gaz carbonique se rencontre
surtout dans les eaux à basse température.

Les sulfates ne sont pas rares dans les eaux de sources
et de puits, mais on les rencontre surtout en abondance
dans celles qui émergent des terrains secondaires. Y a-t-il
simplement dissolution des roches traversées par les sources ; ou bien les eaux minérales sont-elles le résultat,
comme le pense Jules Lefort, d'une action chimique spéciale dans laquelle l'acide sulfurique serait emprunté aux
schistes pyriteux du voisinage? Quelle que soit l'hypothèse adoptée, la minéralisation des eaux sulfatées est en
rapport avec la nature des terrains dont elles émergent.
Les sulfates alcalins et terreux font en effet partie de toutes les formations géologiques secondaires. Les eaux sont

par conséquent d'autant plus chargées en sulfates qu'elles ont traversé une plus grande étendue de terrain secondaire et surtout de terrain gypseux (Lefort).

Ces eaux sulfatées calciques sont généralement froides. Le degré de minéralisation est d'autant plus élevé que la température est plus basse (Dict. des eaux minérales).

Minéralisation des eaux bicarbonatées calciques. — Ces eaux minérales à base terreuse prédominante sont généralement peu minéralisées et leur température est peu élevée. (Foncirgue, 25°; Ussat, 38°). Le bicarbonate de chaux paraît être particulier aux eaux minérales froides ou médiocrement thermales des terrains secondaires et tertiaires. Ces eaux renferment encore des bicarbonates de soude et de magnésie en petite proportion, des chlorures alcalins et surtout des sulfates alcalins et terreux. Ces eaux des terrains de sédiment inférieur, quoique moins chargées d'acide carbonique que les bicarbonatées sodiques, en contiennent une notable proportion: à côté du bicarbonate calcique, on y trouve une grande quantité d'acide sulfurique combiné à la chaux, à la magnésie et à la soude.

L'agent principal de la minéralisation de ces sources est l'acide carbonique. Ce gaz fourni de l'intérieur de la terre réagit d'une manière incessante sur les matériaux qui constituent la croûte solide du globe; et suivant la nature des substances qu'il rencontre sur son passage se combine de manière à produire tous les bicarbonates que les eaux entraînent avec elles. Les uns se produisent dans les couches profondes de la terre par la décomposition des silicates naturels, les autres se forment dans les couches superficielles en dissolvant les carbonates neutres à l'état de bicarbonates.

Les eaux bicarbonatées calciques et magnésiennes abandonnent au contact de l'air une partie de leur acide carbonique et forment autour du point d'émergence des dépôts
de chaux carbonatée assez abondants. A Ussat particulièrement ces dépôts ont cimenté de leur gangue les alluvions
d'où sortent les sources. On les retrouve encore dans les
schistes voisins, où ces dépôts semblent être les restes d'anciennes eaux minérales.

La magnésie se trouve dans ces eaux à peu près en même
quantité que la chaux à l'état de sulfate, fort peu à l'état
de bicarbonate. Les sels de magnésie et les sels de chaux
ont une origine analogue: on peut admettre en effet qu'ils
sont le résultat de l'action des gaz souterrains sur les roches qu'ils rencontrent ou encore que l'acide sulfurique
prend naissance dans les schistes pyriteux traversés.

Minéralisation des ferrugineuses bicarbonatées. — Les
eaux ferrugineuses bicarbonatées, rares dans le terrain silurien, prennent naissance en général dans les formations
secondaires et tertiaires notamment dans les calcaires jurassiques. — On les trouve encore très fréquemment dans
les anciens travaux de mines.

Tous les auteurs s'accordent à reconnaître que le bicarbonate de fer n'a pu se produire qu'à une basse température pendant le passage des eaux d'infiltrations supérieures à travers des terrains riches en espèces ferrugineuses.

L'acide carbonique en excès agissant de concert avec
l'eau et la matière organique sous une pression plus ou
moins développée réduit le sesquioxyde et le dissout à l'é-
tat de bicarbonate de protoxyde. — Les eaux riches en bicarbonate de manganèse se minéraliseraient de la même
façon (Dict. des eaux minérales).

En général, le fer dissous dans ces eaux à l'état de bicarbonate ne s'y trouve qu'en proportion assez faible. Les eaux froides qui conservent le mieux leur acide carbonique paraissent être les plus chargées en carbonate ferreux. Les eaux ferrugineuses bicarbonatées renferment aussi des sels de chaux et de magnésie. Le manganèse s'y trouve à l'état de bicarbonate de protoxyde de manganèse ; il est plus stable que le fer ; on le retrouve cependant dans les dépôts abandonnés par les eaux, converti par l'oxygène à l'état de sesquioxyde. L'arsenic existe aussi dans ces eaux, mais en très faible quantité ; il s'accumule surtout dans les dépôts.

Les eaux ferrugineuses bicarbonatées sont très altérables ; au contact de l'air elles abandonnent l'excès d'acide carbonique et absorbent en même temps l'oxygène, surtout quand elles sont chargées d'une assez forte proportion de fer. Le carbonate ferreux se dépose ; il est peu stable, il perd son acide carbonique en absorbant l'oxygène. L'oxyde ferreux est converti en hydrate d'oxyde de fer insoluble qui constitue le dépôt ocreux si abondants dans ces eaux.

Les sources de Seintein et de Tarascon (source Sainte-Quitterie) sont des sources ferrugineuses bicarbonatées.

Sources ferrugineuses crénatées. — Les sources ferrugineuses sulfatées ou bicarbonatées qui émergent dans les prairies et qui ont subi le contact de l'air ou bien qui ont traversé des terrains tourbeux imprégnés de matière organique peuvent renfermer des crénates. Les acides créniques et hypocréniques qui prennent naissance dans ces terrains par oxydation de l'humus se combinent au protoxyde de fer à la place de l'acide carbonique.

CHAPITRE VI.

TERRAIN DE TRIAS.

Le terrain de trias n'apparaît dans le département de l'Ariège que dans les bassins de l'Arize et du Salat, par des affleurements étroits riches en minerais.

Cet étage géologique n'est représenté que par deux éléments, le grès bigarré et les marnes irisées. Les grès bigarrés reposent sur les schistes anciens supérieurs. Ces roches sont constituées par un grès rouge ou gris, formé de grains assez fins de quartz agglutinés par un ciment rouge siliceux, argileux et ferrugineux. On a aussi constaté dans ces grès la présence de fer oligiste mélangé de baryte sulfatée.

Les marnes irisées, argileuses et diversement colorées s'étendent en bandes ondulées, au pied des côteaux de grès bigarré. On y trouve des gypses très cristallins, des gisements de sel gemme et des roches ophitiques.

Eaux minérales du terrain Triasique.

Aucune des sources du terrain triasique n'a été l'objet d'une analyse. Nous signalerons les trois suivantes :

Source de Castelnau-Durban.—(Altitude 407) Castelnau-Durban, dans le canton de Saint-Girons, à une altitude de 407 mètres. On y trouve deux sources qui naissent non

seulement au contact des ophites, mais encore dans le voisinage du terrain dévonien, dans lequel abondent, près de
Castelnau-Durban, des pyrites cuivreuses, des carbonates,
de la baryte sulfatée, ainsi que des amas de fer mêlé à de
la barytine. Ces eaux sont chargées de matière organique
et possèdent une odeur légèrement sulfureuse. Elles présentent la plus grande analogie avec les eaux d'Audinac,
elles seraient donc sulfatées calciques et ferrugineuses.
M. Mussy les indique en effet comme séléniteuses.

Source des Andreaux. (Altitude 416). — Aux environs de
la Bastide de Sérou et notamment à l'ouest des métairies
des Andreaux, on trouve dans les marnes irisées plusieurs
gisements importants de gypses fibreux. Non loin de la
route qui conduit à la Bastide de Sérou, émerge de cette
masse gypseuse une source salée, d'assez faible débit, dont
la teneur saline est peu considérable, mais qui se reconnaît bien franchement au goût.

Source Ruffat. — Cette source émerge dans le ravin de
Ruffat à une altitude de 509 mètres au nord de la Bastide
de Sérou, toujours au contact des ophites.

La nature du dépôt formé par cette source permet de la
considérer comme sulfatée calcique et ferrugineuse. Mussy
la signale comme séléniteuse.

La composition de ces sources n'est pas connue, mais
la nature essentiellement calcaire et argileuse du terrain
d'où elles sortent et la présence dans ces terrains de schistes
pyriteux et ligniteux, de minerai de fer en grain ou pisolithes ferrugineuses, et enfin de gypses, fait présumer que
ces sources sont minéralisées par des carbonates et des
sulfates de chaux et de magnésie et carbonate de fer.
Mussy les désigne comme étant ferrugineuses et séléniteuses.

CHAPITRE VII.

TERRAIN JURASSIQUE.

Le département de l'Ariège, envisagé dans son ensemble, présente dans sa partie centrale un plateau élevé dont les assises constituées principalement par des roches anciennes ou de transition, ou par des trias, s'étendent des monts de Tabe, rive droite de l'Ariège, à Castillon, rive gauche du Salat. Mussy désigne ce plateau sous le nom de *plateau central ancien.*

Le terrain jurassique forme à ce plateau central une sorte de ceinture. Il le sépare au sud des formations anciennes de la frontière par une bande de calcaires dolomitiques qui s'étendent presque, sans solution de continuité, de l'est à l'ouest du département. Ces calcaires, à partir de Monségur et de la vallée de la Frau, se relient par les dolomies qui forment les crêtes entre Prades et le pic Saint-Barthélemy à ceux de Caussou, du col de Marmare et, par ces derniers, aux calcaires liasiens qui forment la rive droite de l'Ariège depuis Luzenac jusqu'à Tarascon et col de port dans la vallée de Saurat ; par les calcaires qui apparaissent à Bouan et à Ussat sur la rive gauche de l'Ariège, ils se relient aux formations jurassiques de la vallée de Vicdessos, du pic Mont-Ceint, du port de Saleix et du haut Salat, au nord d'Aulus. Interrompus au sud de Seix par une étroite bande granitique, ces calcaires secondaires reparaissent à l'extrémité occidentale du département, où ils forment un vaste dépôt qui envahit les deux versants de la vallée de Ballongue et se prolonge vers le nord jusqu'à la rive gauche du Salat.

Au nord, le terrain jurassique sépare le plateau ancien des formations crétacées et éocènes par une bande à peu près continue de calcaires liasiens, enclavés entre le terrain éocène et le trias, qui s'étendent de Saint-Lisier, rive droite du Salat, dans la direction de l'est, jusqu'à la rive gauche de l'Ariège à Vernajoul et la montagne Saint-Sauveur, près Foix, et se continuent sur la rive droite par les calcaires de Montgaillard jusqu'à Montferrier.

Le terrain jurassique se divise, dans le département de l'Ariège, en trois membres bien accentués, qui sont, dit Mussy : le lias inférieur ou coquillier, le lias supérieur ou dolomitique, et les marnes supraliasiques ou calcaire argileux.

Les marnes du supra-lias renferment en plusieurs points d'importants gisements gypseux. Les roches ophitiques sont principalement concentrées dans les bassins de Prades, de Vicdessos, d'Aulus, de Seix et de Sor et Salsein. Nous donnerons tous les détails qu'il importe de connaître sur la constitution géologique de ce terrain, quand nous étudierons chacune des sources minérales auxquelles il donne naissance.

Eaux minérales du terrain jurassique.

On trouve dans le terrain jurassique les sources minérales : d'*Ussat*, d'*Audinac*, de *Tarascon* (source Quitterie) et de *Foix* (source du rocher de Foix) ; les deux premières sont surtout importantes et ont été l'objet d'études sérieuses : toutes sont utilisées. On trouve encore les sources d'*Aleu*, de *Biert*, de *Marbis*, de *Verdun*. Ces dernières, peu connues, n'ont pas été analysées et ne sont pas utilisées.

Source d'Aleu. — Cette source émerge des marnes supraliasiques dans le Sarrat d'Aleu (canton de Massat). On trouve dans ces marnes des lignites, des pyrites de fer et de cuivre ; il y a donc lieu de supposer que ces eaux sont ferrugineuses. M. Mussy les signale comme telles. L'analyse n'en a pas été faite.

Source de Biert. — Biert est également un village du canton de Massat. Le terrain duquel émerge la source ne diffère pas du précédent, et la constitution de l'eau minérale doit être à peu près la même que celle de la source d'Aleu.

Source de Marbis. — La source de Marbis émerge près de Lujat, au-dessus du village d'Ornolac, à une altitude de 1,421 mètres : cette source, dont l'analyse n'a pas été faite, paraît être fortement minérale. Elle sort de schistes pyriteux avec quelques pyrites cuivreuses encaissées dans les calcaires magnésiens.

Source de Verdun. — A Verdun, village du canton des Cabannes, au pied des calcaires jurassiques, naît une autre source fortement minéralisée très abondante et possédant une température constante de 13° degrés environ.

Source du roc de Foix. — Du roc de Foix au pied du château de Foix, sur la rive droite de l'Arget, sourdent trois sources qui paraissent manifestement en relation avec les schistes supraliasiques du terrain jurassique. Ces schistes, très apparents sur la rive gauche de l'Arget, sont noirs, bitumineux, pyriteux, riches en ammonites et forment une bande mince avec pisolithes rouges, reposant sur la dolomie du lias de Saint-Sauveur.

L'eau minérale du roc de Foix est sélénito-ferrugineuse ; elle dégage de l'hydrogène sulfuré. Le dépôt ferrugineux très abondant, qui se forme au griffon, contient beaucoup de matière organique.

Composition de l'eau minérale du rocher de Foix :

ANALYSE DE M. FILHOL

Pour 1 litre.

Acide sulfhydrique.......	0,002
— carbonique libre...	0,077
Carbonate de chaux......	0,044
— magnésie...	0,011
— manganèse..	traces.
Sulfate de peroxyde de fer.	0,030
— chaux........	0,021
— magnésie.....	0,059
Phosphate de chaux......	traces.
Silicate de potasse.......	0,004
Chlorure de sodium......	traces.
Iodure de sodium........ } Lithine................ }	traces.
Matière organique.......	0,060
Silice en excès..........	0,022
Total	0,330

Les dépôts ferrugineux, très abondants, qui se forment autour du griffon contiennent beaucoup de matières organiques.

Le débit est assez faible; deux d'entre elles, qui sont

captées, peuvent donner ensemble 6 litres par minutes ; le débit de la troisième atteint à peine 3 litres.

On utilise cette eau minérale en bain et buvette.

Sources d'Audinac. — A 11 kilomètres, au nord-est de Saint-Girons, on trouve à Audinac deux sources qui prennent naissance dans le lias supérieur.

L'eau minérale d'Audinac jaillit à la limite des formations crétacées et jurassiques, et à l'extrémité occidentale de la ligne des affleurements d'ophites qui s'étend vers l'est jusqu'à la Bastide de Serou. Le sol d'émergence est constitué par de la chaux carbonatée amorphe, mélangée de spath cristallisé. Ces assises calcaires reposent sur des schistes noirs, plus ou moins pyriteux. Cette disposition explique suffisamment la nature ferrugineuse, sulfatée calcique des eaux d'Audinac.

On ne connaît sur ces eaux d'Audinac que les écrits des Drs Lakanal, Seinten et Dubuc, et une notice de M. Jules François. Elles ont été analysées par M. Filhol et par M. Hardy au laboratoire de l'Académie de médecine.

Deux sources alimentent cet établissement : la source Louise et la source des bains.

L'eau de ces sources est limpide, incolore, d'une odeur légèrement hépatique, surtout prononcée à la source des bains ; sa saveur est amère ; elle laisse déposer à l'air un sédiment jaune, rougeâtre. La densité varie de 1019 à 1020. La température est de 21,4, à la source Louise qui sert de buvette, et de 22 à la source des bains. Les deux sources laissent dégager des bulles d'un gaz dans lequel M. Filhol a trouvé :

Azote............	96,50
Oxygène........	1,50
Acide carbonique.	2,00
Total......	100.

La source des bains a un débit de 182,560 litres en vingt-quatre heures, la source Louise de 185,000; leur débit journalier est de 367,760 litres.

COMPOSITION DES EAUX D'AUDINAC.

(*Analyse de M. Filhol*).

	Source des bains.	Source Louise.
Sulfure de calcium.....	traces.	0,000
Chlorure de magnésium.	0,008	0,016
Iodure de magnésium...	traces	»
Carbonate de chaux....	0,200	0,150
— magnésie.	0,010	0,004
Oxyde de fer.........	0,003	0,007
— manganèse...	0,008	0,005
Sulfate de chaux.......	1,117	0,935
— magnésie....	0,496	0,464
Crénate de fer.........	traces	0,008
Alumine.............	traces	»
Silicate de soude.......	0,020	0,012
— potasse.....	traces	»
Matières organiques....	0,042	0,058
Total des matières fixes.	1,904	1,659

On voit que ces deux sources, qui viennent toutes deux d'une nappe d'eau commune, ont une composition à peu près identique. Les chiffres de ces analyses correspondent d'ailleurs avec les nombres trouvés par M. Hardy dans le laboratoire de l'Académie de médecine et « indiquent des eaux riches en principes minéralisateurs. » (Séance du 8 février 1878. Bulletin de l'Académie de médecine, 1879.)

M. Jules François a constaté que ces sources étaient bien captées et à l'abri de toute cause d'altération. Elles alimentent un établissement comprenant des buvettes, 12 ca-

binets de bains, avec cabinets de douches aux deux extrémités

L'établissement d'Audinac est très ancien ; cette station,
située à une altitude de 490 mètres, possède d'excellents
avantages climatologiques et topographiques..

Sources d'Ussat. — La station thermale d'Ussat se trouve
sur la route de Foix à Ax, à 3 kilomètres de Tarascon, à
18 kilomètres S.-S.-E. de Foix et à 23 kilomètres en aval,
et au N.-O. de la station d'Ax. Ses établissements balnéaires sont construits sur les deux rives de l'Ariège, qui coule
au milieu de l'étroite vallée dont le sol est à 442 mètres
au-dessus du niveau de l'Océan.

Nous avons vu que le terrain jurassique forme la rive
droite de l'Ariège, de Luzenac à Tarascon. A partir de
Bouan, les escarpements calcaires apparaissent sur la rive
gauche, et la rivière entre dans un véritable défilé à parois abruptes, presque verticales, qui présentent le caractère le plus évident d'une fracture. C'est dans cette sorte
de couloir, au pied de l'escarpement du massif septentrio-
nal qui n'a pas moins de 560 mètres de hauteur au-dessus
du niveau de l'Ariège, que la source principale d'Ussat
émerge à l'union du calcaire avec les schistes sous-jacents.

Le terrain jurassique qui forme les deux rives de l'A-
riège de Bouan à Tarascon, repose sur des schistes de transition. Il est stratifié en grands bancs uniformes à ondulations variées ; on y trouve des brèches schisteuses avec des
débris de calcaires et d'alluvions cimentés par une gangue
de chaux carbonatée, mais particulièrement des calcaires
saccharoïdes à pâte finement celluleuse ; la dolomie blanche apparaît à leur partie inférieure. Ces calcaires jurass-
siques, dont la structure est comparable à une éponge,

présentent de nombreuses fractures, agrandies par les eaux; ils sont comme fouillés de cavités plus ou moins grandes, et des grottes, parfois très étendues, ne sont pas rares.

Nous ne reviendrons pas sur ce que nous avons dit au sujet de la minéralisation des eaux minérales bicarbonatées calciques qui sortent des terrains de sédiment inférieurs. Nous dirons, toutefois, que les eaux d'Ussat, particulièrement, contiennent une trop grande proportion de carbonate de calcium (0 gr. 70 par litre) et de sulfates de magnésie (0 gr. 18) et de chaux pour qu'on puisse admettre que ces sels sont dus uniquement, comme le pense Mussy, aux infiltrations des eaux de pluies contenant en dissolution de l'acide carbonique.

Nous croyons plus exact d'admettre que ces sels de chaux et de magnésie proviennent des silicates terreux, des couches profondes ou des carbonates neutres des couches superficielles, désagrégés et décomposés par l'action des courants souterrains et des gaz. L'acide carbonique fourni par l'intérieur du globe agit sur les silicates pour former des carbonates, en mettant la silice en liberté, et dissout les carbonates neutres qu'il rencontre à l'état de bicarbonate. D'un autre côté, l'acide sulfurique, qu'il soit emprunté aux schistes pyriteux du voisinage ou qu'il soit entraîné en plus ou moins grande abondance par les vapeurs aqueuses, agit sur la dolomie dont nous avons signalé la présence à la partie inférieure des calcaires jurassiques, et donne naissance à du sulfate de magnésie et à du sulfate de calcium, avec dégagement d'acide carbonique, favorisant dans une grande proportion la dissolution du carbonate de calcium.

Les sources qui émergent dans la vallée d'Ussat, sur la

rive droite de l'Ariège, sont les plus anciennement connues ; leur découverte remonte au commencement du
xvie siècle ; elles alimentent le principal établissement de
la station. Cependant les émergences minérales se rencontrent dans toute l'étendue du vallon, particulièrement sur
la rive gauche, vers les bords de la faille, où les sables
sont moins tassés, ce qui porte à croire qu'il existe dans
la vallée, au milieu des alluvions qui la constituent, une
large nappe d'eau minérale venant s'épanouir dans les sables, au niveau des eaux froides de la rivière. Les naissants de la rive gauche, quoique moins importants, sont
utilisés depuis un petit nombre d'années dans l'établissement de Sainte-Germaine et de Saint-Vincent. L'établissement Pelissier est aujourd'hui abandonné.

Captage et aménagément. — Les travaux de captage des
sources du grand établissement d'Ussat ont été exécutés
sous la direction de M. Jules François, ingénieur des mines,
en 1840. Quatre grandes galeries vont chercher l'eau minérale dans la roche elle-même au point d'émergence des
sources, et l'amènent, à l'abri de l'air, dans un réservoir
étanche immédiatement adossé aux baignoires.

Un canal, dit de pression hydrostatique, parallèle au
cours de l'Ariège, met les eaux minérales à l'abri des infiltrations froides des pluies ou des crues de la rivière augmentent leur débit, leur température et même leur richesse
en matières salines, ainsi qu'il résulte des observations de
MM. Filhol et Dieulafoy (de Toulouse).

La température des griffons décroît du sud au nord. Elle
est de 38,75 pour les griffons de la première galerie ; aux
griffons des autres galeries elle n'est plus que de 37,5,

Bonnans.   6

36,25, 35 et même de 29 et 28,25 aux griffons de la première galerie.

En définitive, l'ensemble des galeries forme avec le réservoir adossé aux cabinets de bains une nappe d'eau dont le niveau est maintenu invariable et qui assure à l'établissement un débit de 850 mètres cubes en vingt-quatre heures. En raison de la progression décroissante de la température dans le sens de l'axe de distribution, l'établissement d'Ussat a l'avantage d'offrir dans chaque bain une température spéciale comprise entre 36,75 et 31,55 centigrades.

De plus, par un système ingénieux, le malade se trouve plongé pendant tout le temps de l'immersion dans une eau courante à température invariable.

Sur la rive gauche, aux établissements Saint-Vincent et Sainte Germaine, le captage est imparfait et l'aménagement défectueux. Les sources émergent, en effet, des alluvions perméables aux infiltrations de la rivière. La qualité de l'eau minérale se trouve ainsi altérée ; le débit est moins considérable et la température, notablement diminuée, ne s'élève pas dans ces deux établissements au-delà de 28° à 31° centigrades.

Des travaux amenant l'eau minérale de son point d'émergence dans la roche en place à la baignoire à l'abri de l'air et de tout mélange seraient nécessaires et procureraient à la station d'Ussat de nouvelles et précieuses ressources.

Historique. — Les premiers travaux sur Ussat datent déjà d'assez loin : le Dr Bécane écrivait en 1770 ; Buchoz en parlait en 1772 dans son Dictionnaire hydrologique des eaux minérales françaises ; Pilhes, Figuier, Bouillon-Lagrange, en 1810 et 1811 ; Mérat et Delens, en 1834 ; Patis-

sier, en 1836 ; Fontan, en 1839 et 1850. Parmi les publica-
tions les plus modernes, on doit mentionner les écrits des
docteurs Dieulafoy (de Toulouse), Filhol, Ourgaud,
Blondin et les écrits de l'inspecteur actuel,le docteur Bonnans.

Propriétés physiques. — Les eaux d'Ussat sont limpides,
inodores, sans saveur et légèrement onctueuses. Cette onc
tuosité est due à la présence d'une assez grande quantité
de matière organique ; mais on ne l'observe que dans les
bains à basse température ; quand la température s'élève,
l'onctuosité disparaît.

Propriétés chimiques. — Les eaux d'Ussat furent analysées pour la première fois en 1808 par le chimiste Figuier.
En 1855, M. Filhol trouva, dans ces eaux, de l'acide carbonique, des carbonates, des sels de chaux, des sels de magnésie, des sels de potasse, des sels de soude, des chlorures, des sulfates. Mais il ne put y déceler la présence du
brome, du fluor et de l'arsenic que M. Chevallier avait signalés dans le dépôt ferrugineux abandonné par l'eau minérale. (*Annuaire des eaux minérales de France, deuxième
et troisième partie, page* 591.)

Le fer même s'y trouve en si faible quantité que M. Filhol n'a pu le doser,bien qu'il ait opéré sur cinquante litres
d'eau.

Voici, d'ailleurs, quels sont les résultats de l'analyse
quantitative faite par M. Filhol :

ANALYSE QUANTITATIVE.

Eau : 1 litre.

Chlore.......... 0,0310
Acide sulfurique.. 0,2790
Acide carbonique. 0,3546
Potasse.......... 0,0090
Soude............ 0,0477
Chaux........... 0,4708
Magnésie 0,0740
Oxyde de fer..... traces

Total..... 1,2661

Après avoir établi la nature des principes minéraux que l'on rencontre dans les eaux d'Ussat, M. Filhol, à l'aide de considérations que nous n'avons pas à rappeler ici, assigne à ces eaux minérales la composition suivante :

Eau 1 litre.

Acide carbonique. 16,57
Azote 20,38
Oxygène........ 1,05

Total 38,00

Carbonate de chaux....... 0,6995
— soude........ 0,0381
— magnésie .... traces
— fer.......... traces
Sulfate de magnésie....... 0,1791
— soude......... 0,0583
— potasse........ 0,0200
— chaux.......... 0,1920
Chlorure de magnésium ... 0,0420
Matière organique et perte.. 0,0471

Total..... 1,2761

M. Filhol considère ces eaux comme légèrement alcalines. Ces analyses montrent qu'elles renferment une certaine
quantité d'acide carbonique en excès et libre, et permettent
de les classer avec les bicarbonatées salines, c'est-à-dire
qu'elles sont en même temps bicarbonatées calciques et
sulfatées à base de chaux, de magnésie et de soude.

Les sources de la rive gauche renferment à peu près les
mêmes principes minéralisateurs que les précédentes ; mais
les mélanges avec les infiltrations superficielles altèrent
leur pureté et diminuent leurs qualités.

Installation. — L'ensemble des établissements de cette
station possède 66 cabinets de bains, plusieurs cabinets de
douches avec un système de douches des plus complets,
et deux grandes piscines. Cette installation répond largement aux indications les plus variées.

Climatologie. — La station thermale d'Ussat présente
d'excellentes conditions topographiques et climatologiques.
La vallée est bien abritée et n'est ouverte en quelque sorte
qu'aux vents du nord-ouest; encore ceux-ci se brisent-ils
contre les montagnes voisines et n'atteignent la vallée
qu'après avoir perdu toute leur violence.

L'air y est très pur, très ozonisé, suivant M. Blondin.
Pendant la saison qui dure de juin à octobre, la température oscille entre un maximum de 35° à 36° et un minimum
de 12° à 13° ; le temps est généralement beau et les chaleurs
de l'été sont très supportables. — La hauteur barométrique moyenne est de 720 millimètres ; l'étendue de son mouvement annuel ne dépasse pas 40 millimètres et la moyenne
des variations diurnes n'est que de 1 à 5 millimètres.

La moyenne de la pluie est de 0,678. Les pluies d'une durée de vingt-quatre à trente-six heures sont rares à Ussat, surtout pendant l'été. Les brouillards ne descendent jamais dans la vallée ; ils s'arrêtent à la crête des monts à 300 mètres environ du niveau de la rivière.

Source Sainte-Quitterie. (Tarascon). — Cette source signalée depuis près d'un siècle par le Dr Pilhes est située dans la banlieue de Tarascon, à 3 kilomètres de la station thermale d'Ussat. Elle sourd dans un terrain d'alluvion.

L'eau de cette source est incolore et offre au goût une saveur légèrement styptique. — Elle est désignée comme ferrugineuse bicarbonatée. Elle renferme une assez forte proportion de sulfate de chaux.

Cette eau minérale a été analysée par M. Magnes-Lahens. Voici quels sont les résultats de cette analyse :

Eau : 1 litre.

Acide carbonique libre...	0,0265
Chlorure de sodium......	0,0212
— magnésium..	0,0477
Sulfate de chaux.......	0,3339
— magnésie.....	0,0954
Carbonate de fer.......	0,1272
Acide silicique.........	0,0053
Matière grasse résineuse..	0,0212
Perte................	0,0371
Total..........	0,7155

Il faut ajouter à ces substances des traces de manganèse et d'arsenic dont M. Filhol a constaté la présence dans le dépôt ocracé que l'eau de cette source abandonne en abondance au contact de l'air.

CHAPITRE VIII.

TERRAIN CRÉTACÉ.

Le terrain crétacé apparaît au milieu des formations sédimentaires du centre du département en assises minces
et discontinues toujours en relation avec le lias. Il s'étend
en bande mince, mais régulière, de l'est à l'ouest du département de l'Ariège, entre les dépôts éocènes au nord et les
formations jurassiques au sud.

Il se compose de deux étages. — L'étage inférieur est essentiellement constitué par des marnes ou calcaires argileux
et des argiles. — L'étage crétacé supérieur formé de calcaires compactes, renferme quelques assises schisteuses
noirâtres et pyriteuses, et quelques dépôts de gypse quelquefois salifères.

Sources minérales du terrain crétacé.

Sources de Contrazy. — Dans le canton de Sainte-Croix
aux environs du village de Contrazy émergent deux sources qui n'ont jamais été analysées : l'une est désignée sous
le nom de *Source Vigneoise* (595 mètres) ; l'autre (altitude
718 mètres) est connue sous le nom de *Font-de-Fer*.

Source de Clermont. — A 8 kilomètres environ à l'est de
Contrazy naît une autre source au village de Clermont (canton de l'arrondissement du Mas-d'Azil).

CHAPITRE IX.

TERRAIN ÉOCÈNE.

Le terrain éocène s'étale de l'ouest à l'est du département de l'Ariège entre les formations crétacées au sud et les dépôts miocènes et quaternaires qui s'étendent vers le nord.

Ce terrain se compose de schistes terreux alternant avec des schistes siliceux et des bancs de quartzite (Mussy). Ces couches inférieures sont recouvertes par des grès grossiers à ciment calcaire ou quelquefois rougeâtres et ferrugineux. Ces formations de grès sont surtout développées à l'ouest du département vers le Mas-d'Azil, Camarade et Sainte-Croix; des marnes rouges parfois ligniteuses et pyriteuses s'étalent en bande mince au-dessus de ces grès et sont elles-mêmes recouvertes par des calcaires grossiers ou calcaires nummulitiques.

Au milieu de ces formations éocènes apparaissent d'importants gisements de gypse et de sel gemme disposés le plus souvent dans les marnes au voisinage des schistes et quartzites. Les roches ophitiques, dont nous avons signalé les rapports si fréquents avec ces dépôts de gypse salifère ou non, ne se révèlent pas toujours à leur contact. L'affleurement d'ophite le plus considérable est situé entre Betchat et la rivière du Lens, à l'extrémité ouest du département.

Eaux minérales du terrain éocène.

Les sources minérales les plus importantes qui sortent

du terain éocène sont les sources de *Sarradas, de Cama-rade, de Bédeille et de Foncirgue.*

Puits salin de Sarradas. — Sur le versant méridional des côteaux qui séparent les vallées de Clermont et de Cama-rade, se trouve, au quartier de Sarradas, à une altitude de 554 mètres, un gisement de sel gemme autrefois exploité. Un puits creusé à cet endroit servait à l'exploitation de l'eau salée.

Source de Camarade. — Le gisement de gypse et de sel de Camarade (canton du Mas-d'Azil) se trouve au quartier de Laffite à une altitude de 751 mètres.

Ce dépôt de gypse salifère est placé ainsi que celui de Sarradas à la limite supérieure des schistes avec quartzite, et à leur contact avec les grès sableux et les marnes rou-ges à la base des calcaires à nummulites (Mussy. *Roches ophitiques de l'Ariège*).

Le puits qui sert d'exploitation à l'eau salée est creusé dans un sol composé d'argiles brunâtres renfermant des cristaux de sélénite et de gypse fibreux, et recouvrant des masses de gypse très puissantes au milieu desquelles sont englobés des amas irréguliers de sel gemme parfois très pur.

Depuis que Dietrich en 1780 observa et étudia pour la première fois les sources salées de Camarade alors très va-riables dans leur richesse en sels et leur débit, divers tra-vaux importants et particulièrement des sondages ont été exécutés dans le puits primitif et aux abords de ce puits. Le plus important de ces sondages fait en 1850 traversa les marnes, les argiles gypseuses, les gypses non salifères et atteignit vers 34 mètres des gypses plus ou moins salifères et du sel gemme très pur séparé par de petites assises boueuses et argileuses, et vint s'arrêter dans une couche de sel gemme très pur, à 70 mètres de profondeur.

Pendant l'exécution de ces travaux, on avait trouvé une source salée marquant 50° à l'aréomètre ; plus tard on fit la rencontre, en creusant une galerie qui devait réunir les divers sondages, d'une source très abondante qui inonda tous les travaux.

Depuis cette époque l'eau salée très abondante s'exploite pour le sel qu'elle renferme. Son niveau supérieur se trouve à 18 mètres en contre-bas du sol de l'usine.

Elle donne par hectolitre 33 kilogrammes de sel ; son débit et sa composition sont moins variables que dans le passé. Les pluies amenaient des affluences d'eau dont la salure était augmentée et s'élevait jusqu'à 21°. Les temps de sécheresse diminuaient leur débit et leur salure jusqu'à 5° à l'aréomètre.

Actuellement la densité de l'eau est de 12° à l'aréomètre, et sa température est de 13° centigrades.

Voici quelle est la composition de l'eau salée de Camarade, d'après Mussy.

Chlorure de sodium.....	119,044
— magnésium.	2,082
— calcium	0,817
Sulfate de soude........	8,002
— chaux........	1,054
Total..........	130,999
Et en sel cristallisé......	138,349

Nous avons déjà parlé du mode de minéralisation des eaux chlorurées sodiques ou chloro-sulfatées dont la source de Camarade est le type dans le département de l'Ariège. Ce mode de minéralisation paraît être des plus simples ; car

sans parler des échanges multiples qui ont lieu entre l'a-
cide sulfurique, l'acide chlorhydrique et les bases alcalines
et terreuses, ces eaux trouvent tous formés dans le sol
qu'elles traversent les sels dont elles sont chargées, tels que
le chlorure de sodium et les sulfates de chaux, de soude et
de magnésie. Mais Lecoq et d'autres géologues parmi lesquels Sénarmont (annales de chimie et de physique, 1851, T
XXXII), admettent que ce sont les eaux minérales, autrefois plus abondantes et plus saturées de sels que maintenant qui, ont concouru à la formation du gypse, du sel
gemme, du quartz et d'une foule de minéraux dont elles ont
puisé les matériaux au-dessous des roches cristallisées.

Source de Bedeille. — Cette source émerge à la base ed
calcaires nummulitiques au village de Bedeille (canton de
Sainte-Croix), à une altitude de 504 mètres.

Cette source se compose de trois naissants, d'un débit
total de 16 à 18 litres par minute et d'une température de
15° à 20° centigrades. Elle possède une odeur d'hydrogène
sulfuré assez prononcée.

Cette eau minérale n'a pas été analysée ; mais il est probable qu'elle est minéralisée par des sulfates et des carbonates alcalins et terreux. Elle renferme une certaine quantité de matière organique qui la rend onctueuse.

L'eau de cette source est utilisée en bains et en boissons
dans un petit établissement de trois cabinets de bains.

Sources de Foncirgue. — Dans le canton de Mirepoix, à
l'extrémité orientale du département de l'Ariège, jaillissent à Foncirgue ou Bastide du Peyrat (altitude 304 mètres) sur les rives de l'Hers, trois sources connues de la
plus haute antiquité.

Ces sources minérales sortent des couches supérieures du calcaire à nummulites et sont probablement en relation avec les marnes schisteuses et ligniteuses, ainsi que les grès ferrugineux que l'on rencontre dans le voisinage.

Les eaux de Foncirgue sont incolores, sans saveur appréciable; leur température est de 20° centigrades et leur débit très abondant. La proportion d'acide carbonique, à l'état libre, qu'elles renferment les rend légèrement gazeuses. La seule analyse que l'on possède sur ces eaux a été faite par le pharmacien Fau.

COMPOSITION DES EAUX MINÉRALES DE FONCIRGUE

(ANALYSE DE FAU),

Eau : 1 litre.

	lit.
Acide carbonique...........................	0,0?7
Azote	0,019
Oxygène	0,004

	gr.
Carbonate de chaux.........................	1,1897
— magnésie....................	0,0115
Sulfate de magnésie........................	0,0127
— soude.........................	0,0012
— chaux........................	0,0333
Chlorure de magnésium.....................	0,0017
— calcium......................	0,0036
Magnésie combinée avec la matière organique.	0,0070
Matière organique ressemblant à l'alumine...	0,0352
Oxyde de fer et phosphate de chaux.........	0,0077
Silice	0,0024
Perte......................................	0,0071
Total...........................	1,3131

L'eau de Foncirgue se prend surtout en boissons. Il existe toutefois un établissement dans lequel on administre des bains après avoir chauffé l'eau de la source minérale.

Classification des eaux minérales du département de l'Ariège. — L'analogie remarquable de composition que présentent, dans le département de l'Ariège, les sources minérales qui jaillissent de terrains de même nature dans une région déterminée, permet de les partager en deux groupes distincts. Cette division est en concordance parfaite, non seulement avec l'histoire géographique et géologique de la région qui nous occupe, mais encore avec la composition chimique et la température des sources.

Nous avons, en effet, distingué dans le département de l'Ariège deux régions à caractères physiques et géologiques différents.

La première est la région montagneuse, des hauts plateaux et des sommets élevés ; elle est géologiquement composée de roches granitiques et de terrains laurentien, cambrien, silurien et dévonien, qui sont dépourvus de gypse et de sel gemme. C'est dans cette région que sont groupées les sources chaudes à température quelquefois très élevée, à minéralisation en général faible, et dans lesquelles prédominent les acides du soufre, la silice libre et les sels de soude, tels que le carbonate de soude. Ce sont, en un mot, des eaux caractérisées par la prédominance absolue de la base alcaline. Elles sont sulfurées sodiques. On trouve encore dans cette région de nombreuses sources ferrugineuses généralement sulfatées, quelquefois bicarbonatées. Les sulfatées calciques y sont très rares, et Aulus fait pour ainsi dire exception.

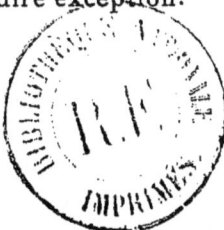

La deuxième est la région la moins élevée ; elle est con-
stituée par les terrains de sédiments qui s'étalent sur le
versant septentrionnal de la chaîne au pied de laquelle
apparaît la ligne des éruptions d'ophites accompagnés de
gypses et de sel gemme au milieu du terrain de trias et
des terrains jurassique, crétacé et éocène. C'est dans cette
région qu'apparaissent les sources généralement froides
ou à température peu élevée ; les éléments qui les minéralisent sont souvent en proportion considérable. Elles sont
caractérisées par la présence du chlorure de sodium ; les
chlorures et les sulfates l'emportent sur les carbonates et
l'élément calcaire sur l'élément sodique. Ce sont des eaux
sulfatées calciques, carbonatées calcaires, et *magnésiennes
ferrugineuses bicarbonatées.*

En définitive, nous avons dans le département de
l'Ariège :

1º Un groupe de sources chaudes dans la région élevée
des massifs primitifs dans lesquelles prédomine l'élément
sodique.

2º Un groupe de sources, en général froides, des formations sédimentaires du pied de la chaîne, dans lesquelles
prédomine l'élément calcaire.

Nous donnons ci-dessous la nomenclature de toutes les
sources. Le nom de celles dont la composition n'est pas
exactement connue est inscrit en lettres italiques.

Eaux minérales utilisées.	Non utilisées.
1º Sulfurées sodiques.	
Ax.	Saliens.
Carcanières.	Mérens.
Husson (arsenicale).	*Aston.*
2º Sulfatées calciques.	
Aulus.	*Castelnau-Durban.*
Audinac.	*Contrazy.*

Eaux minérales utilisées. Non utilisées.
    Bedeille. *Clermont.*
      Marbis.
      Ruffat.

3º Bicarbonatées mixtes (bicarbonatées calciques et sulfatées calciques e magnésiennes).
    Ussat.

4º Bicarbonatées calciques.
    Foncirgue.

5º Chlorurées sodiques (et chloro-sulfatées).
        Camarade.
        Sarradas.
        Les Andreaux.

6º Ferrugineuses.

1º Ferrugineuses sulfatées.

Roc de Foix. *Ax.*
    Bouan.
    Bielle.
    Encourtiech.
    Eychenne.
    Larnat.
    Massat.
    Pailhères (le port).
    Riverenert et los Forgues.
    Saleix.
    Savignac.
    Sinsat.
    Suc.
    Ustou.
    Vaychis.

2º Ferrugineuses bicarbonatées.

Seintein. *Antras.*
Saint-Quitterie (Tarascon). *Aleu.*
    Biert.
    Eylie (Estoucou).
    Orle.

DEUXIÈME PARTIE

CHAPITRE PREMIER.

EFFETS GÉNÉRAUX, PHYSIOLOGIQUES ET THÉRAPEUTIQUES DES EAUX MINÉRALES.

L'action des eaux minérales thermales ou froides sur l'organisme sain ou malade n'est pas encore expliquée d'une manière satisfaisante : un agent inconnu se dérobe-t-il encore à nos investigations ? Le Dr Scoutetten croyait l'avoir trouvé dans l'électricité. Cette opinion, d'abord séduisante, n'a pas résisté aux nombreuses expériences entreprises par des hydrologistes compétents.

Aujourd'hui nous suffit-il de savoir que nos eaux guérissent comme du temps de Bordeu et que l'observation, les faits, sont la meilleure et l'unique règle dans la pratique thermale ? Je ne le pense pas. Depuis l'antiquité, l'observation seule avait donné de l'importance à l'usage des eaux minérales ; mais de nos jours les sciences physiques et chimiques en apportant à l'hydrologie médicale le secours de l'analyse et en permettant de classer méthodiquement ces eaux, ont transformé une médication mal connue en une médication à éléments proportionnels définis ; en un mot, les eaux minérales sont devenues des agents thérapeutiques analogues aux agents physiologiques de la matière médicale.

Bonnans.   7

L'action des eaux n'est plus mystérieuse, car elle se manifeste par des caractères physiologiques évidents ; et aujourd' hui le champ des hypothèses se réduit de jour en jour. Il est évident, par exemple, que l'immersion et les substances ingérées par la boisson doivent apporter une modification dans les fonctions organiques de l'homme sain et ces modifications rentrent alors dans les lois de l'hygiène ordinaire. On a remarqué, soit sur l'homme sain ou malade, que la sécrétion de l'urine augmentait généralement pendant l'immersion, sans que l'eau fût chargée de substances diurétiques, c'est qu'il s'opère alors un acte physiologique pur et simple : la transpiration cutanée est arrêtée par l'eau et par conséquent la sécrétion du rein est augmentée.

On a cherché à expliquer l'action physiologique de certaines eaux thermales à minéralisation faible par l'altitude, le changement de milieu, la pureté de l'air, l'abandon momentané de certaines habitudes peu hygiéniques ; sans nier cette influence, deux personnes étant données subissant les mêmes influences, l'une ne se baigne pas et n'éprouve aucune modification, l'autre se baigne et éprouve au bout de quelques jours du bien-être et une plus grande énergie physique et morale : on ne peut expliquer ce fait purement physiologique que par l'action de l'eau.

Sur l'homme malade peut-on préjuger de l'action de l'eau, par les éléments multiples que les analyses nous révèlent tous les jours? Jusqu'à présent on ne le peut pas d'une manière absolue.

Les eaux d'Aulus purgent et guérissent très souvent les accidents tertiaires de la syplilis. Prenez les diverses analyses faites sur ces eaux, les dernières surtout du Dr Garrigou, qui a découvert nombre de substances nouvelles, pouvez-vous baser l'effet de ces eaux sur ces infiniments petits? Il est probable que ces problèmes seront résolus par les progrès de la science hydrologique.

Il est démontré aujourd'hui que le bain pris à la température du corps exerce une action physiologique sur l'homme sain en augmentant l'énergie fonctionnelle, ce qui explique déjà son action sur l'homme malade; ici cette action s'explique de plus, soit par une température spéciale, soit par la minéralisation. On a nié l'absorption, qui aurait expliqué bien des phénomènes, mais on a du s'incliner devant les faits expérimentaux; mais alors on vient se heurter contre les faits cliniques et on se trouve obligé d'invoquer dans bien des cas le *nescio quid*.

Il est cependant possible d'arriver par l'expérimentation et l'analyse thérapeutiques à la connaissance des modifications que les eaux minérales, produisent d'une manière générale dans l'organisme et plus particulièrement dans les éléments anatomiques de nos tissus et de chacun de nos organes. Sans doute il faudrait pour atteindre ce but des expériences nombreuses. Mais il est nécessaire que la thérapeutique thermale débarrassée de l'empirisme ne s'appuie désormais que sur l'observation raisonnée des faits et sur les données de la science moderne.

C'est pour dégager l'hydrologie médicale des limites aujourd'hui trop étroites de la clinique que Gigot–Suard (Annales d'hydrologie, t. XIX) a proposé d'établir comme il suit ne classification scientifique des eaux minérales basée sur leur action physique et chimique, sur leurs effets sur la nutrion générale et sur les éléments anatomiques de nos tissus.

1º D'après leur action physique et chimique ;

2º D'après leurs effets sur la nutrition générale ;

3º Sur les éléments anatomiques

- 1º de l'appareil respiratoire ;
- 2º du système vasculaire sanguin ;
- 3º du système lymphatique ;
- 4º du système nerveux ;
- 5º du système cutané ;
- 6º de l'estomac ;
- 7º de l'intestin ;
- 8º du foie ;
- 9º des organes urinaires,
- . . . etc., etc. . . .

Arronssohn a résumé les effets directs ou immédiats des eaux minérales sous les quatre chefs suivants :

1º ACTION DYNAMIQUE. A. *Stimulante* :

a. Sur la peau par la thermalité, les sels alcalins et l'hydrogène sul-suré ;

b. Sur le système nerveux en général, et l'axe cérébro-spinal en parti-culier, par la chaleur et l'action des douches ;

c. Sur le cœur, par la chaleur et le fer ;

d. Sur l'estomac, par les carbonates sodiques et ferreux ;

e. Sur les reins, par les sels de soude et de chaux ;

f. Sur l'utérus, par le fer et l'action des douches ascendantes.

— — B. *Sédative* du système nerveux et de la peau par les eaux non chargées de principes salins et contenant une substance azotée.

2º ACTION ALTÉRANTE et modifiant la composition des liquides de l'éco-nomie.

A. — *Action diluante* du sang, de la bile, des urines, par l'introduc-tion de l'eau dans le système circulatoire.

B. — *Action reconstituante* du sang par l'introduction du fer.

C. — *Action spécifique* par l'introduction d'éléments nouveaux : sur le système glandulaire, par l'iode de brome et les chlorures alcalins ; sur la peau, p('hydrogène sulfuré et l'acide arsénieux.

3º ACTION ÉLIMINANTE en expulsant les principes nuisibles par les émonctoires suivants : a. *Peau*, par la chaleur et l'eau ; b. *Intestins*, par le sulfate de magnésie et le chlorure de sodium ; c. *Reins*, par l'eau et les carbonates de soude et de chaux.

4° ACTION RÉVULSIVE en agissant sur un organe éloigné du siège de la maladie, par exemple les intestins, dans les affections du cerveau et du foie.

Ces actions diverses sont produites par des agents dont les principaux sont : la température, l'eau et les sels qu'elle renferme ; il est donc nécessaire d'examiner séparément les effets de chacun de ces facteurs importants et de rechercher la part de chacun d'eux dans l'action générale et définitive. Nous étudierons donc l'eau minérale au point de vue de sa composition ; la constitution chimique de l'eau minérale entre en effet la première en ligne de compte dans l'appréciation de ses effets thérapeutiques et physiologiques ; en second lieu, nous étudierons la thermalité qui peut produire à elle seule à peu près tous les effets et qui détermine en partie la caractéristique thérapeutique de certaines eaux faiblement minéralisées. Enfin les modes et procédés d'emploi variés dont dispose la médecine minéro-thermale.

L'électricité, la matière organique doivent aussi jouer un certain rôle, dans l'ensemble des conditions hygiéniques et adjuvantes qu'entraînent le changement de lieu et d'habitudes et qui concourent au but du traitement.

Minéralisation. — La constitution chimique quoique variable est le plus important des agents que nous avons signalés. Elle caractérise l'eau minérale et éclaire sur son action physiologique. En effet, les substances minérales en dissolution dans les eaux minérales communiquent à ces eaux soit par leur quantité, soit par leur qualité, des propriétés spéciales ; et si, dans des cas, on peut encore douter de leurs effets dans le bain, leur action est indiscutable quand l'eau est prise en boisson.

Cependant l'analyse chimique ne doit pas régler d'une façon absolue l'usage des eaux minérales en médecine. L'expérience prouve en effet que les sources les plus différentes par leur composition produisent des effets curatifs semblables et réciproquement. On ne doit pas davantage attacher une trop grande importance à l'existence de certaines substances que la chimie découvre dans les eaux minérales; d'un autre côté, si certains principes prédominants communiquent aux sources qui les contiennent en quantité assez considérable des qualités spéciales, il ne faut pas conclure que les autres substances restent indifférentes à l'action de l'eau minérale. « Les eaux, dit en effet M. Jules Lefort, agissent plus par l'ensemble de leur matière minéralisée que par la présence d'un seul composé privilégié au point de vue de ses propriétés actives c'est précisément ce qui en fait des médicaments inimitables (rapport à l'Académie de médecine).

Boisson. — Les effets de l'eau minérale prise en boisson sont dûs au principe minéralisateur dominant; ou bien ils sont le résultat de l'ensemble des composés qui entrent dans la constitution des eaux minérales qui ne renferment pas un principe isolé, mais qui sont minéralisées par plusieurs substances fixes ou gazeuses, éléments divers pouvant entrer en jeu simultanément. Mais en dehors de ces éléments minéralisateurs, il y a à considérer la masse de l'eau ingérée, sa température et la matière organique qu'elle renferme.

En proportion modérée, l'eau minérale, à quelque classe

qu'elle appartienne, favorise la digestion, divise les aliments, rend leur dissolution facile.

En général, la température native de chaque source est celle qui convient le mieux à la boisson. L'eau froide glacée est très tonique, elle stimule les fonctions de l'estomac chez les personnes dont la digestion est lente et pénible. Elle a, sans contredit, une action délayante efficace. Les eaux chaudes sont difficilement supportées par certains, d'autres les tolèrent très bien et il semble n'y avoir aucune règle, le point principal étant la digestion.

L'eau et les substances salines dissoutes sont absorbées dans tout le tube digestif, mais surtout dans l'intestin grêle et le gros intestin (Béclard, Physiologie).

Après l'ingestion de boissons on a trouvé le sang de la veine porte plus riche en eau que le sang veineux en général (Béclard). On a noté que la quantité d'urée augmentant après l'ingestion d'eaux minérales ou non et de boissons abondantes et diurétiques (Beaunis, Physiologie), la proportion d'acide urique diminue (Genth).

Cette augmentation totale des substances provenant de la désassimilation, urée ou matière azotée, indique que les actes intimes de la nutrition s'accomplissent avec plus d'énergie et que l'eau minérale agit non seulement à la façon des diurétiques, mais en imprimant à l'économie toute entière une excitation spéciale qui se traduit par une activité plus grande de la nutrition générale.

D'après quelques auteurs, parmi lesquels nous citerons Bordeu, Lecoq et Robiquet, la matière organique qui se trouve en plus ou moins grande abondance dans les sources minérales jouerait un certain rôle dans les effets toniques produits par ces eaux. Dans les eaux faiblement minéralisées, cette matière organique pourrait expliquer des effets qui ne sont nullement en rapport avec cette minéralisation. Il est en effet naturel d'admettre qu'une matière d'une assimilation si facile et capable de s'organiser avec une assez grande facilité, peut s'unir à nos tissus et en augmenter la vitalité (Robiquet, Recherches sur les eaux de Néris).

La quantité d'eau à ingérer doit varier avec sa composition et sa température, avec la nature de la maladie, l'état général, l'âge et le tempérament du malade.

Bains. — Dans l'étude des effets physiologiques et thérapeutiques du bain d'eau minérale, il y a à considérer la température de l'eau, la durée de l'immersion, l'absorption des principes dont l'eau minérale est chargée, et qu'on peut supposer transportés dans l'organisme par l'intermédiaire de la peau, et enfin l'électricité et la matière organique.

Température. — L'impression produite par la température est la principale : « Considérée comme agent thérapeutique, l'eau seule, aidée d'une certaine température, produit des effets médicinaux si diversifiés qu'on peut se promettre de trouver en elle une foule de médicaments différents.

« Par elle, on produit des effets émollients, tempérants, toniques, astringents, stupéfiants, antispasmodiques, excitants, rubéfiants, escharotiques, diurétiques, sudorifiques ; pour transformer ainsi ses modes d'efficacité, il suffit de faire varier les températures et de l'employer tiède, froide, ou à l'état de glace, ou douée d'une température chaude plus ou moins élevée, » dit Anglada, t. II.

Le corps directement en contact dans le bain par toute

sa surface avec le liquide, perçoit plus facilement les im-
pressions de chaleur et de froid ; les deux grandes fonctions de l'appareil tégumentaire : l'exhalation cutanée et
la sensibilité tactile se trouvent influencées. Il n'y a pas,
en effet, soustraction de calorique dans le bain tiède, ni
pénétration de cet agent dans le bain chaud ; mais il y a
impression sur le système nerveux périphérique. Grâce au
système nerveux qui est le régulateur des actions vitales
et, par conséquent, de la production du calorique, la température de l'homme résiste aux températures extérieures.
Ainsi la température d'un bain à 33° donne la sensation de
chaleur parce qu'il constitue un milieu à température plus
élevée que celui de la peau et que l'exhalation cutanée, cause
de déperdition de chaleur, est suspendue. Dans le bain
chaud, à 35° ou 36°, quoique au-dessous de la température
du sang, il y a réaction fébrile et stimulation. La limite de
la température agréable est de 32° à 36° centigrades. A 33°, le
corps ne perçoit, en général, aucune sensation ; ce point
est la *limite thermique* (Kuhn). Au delà de cette limite,
comme en deçà, le pouls s'accélère plutôt qu'il ne se ralen-
tit ; en deçà, par suite de la réaction que produit l'impression du froid ressentie sur toute la surface dermique ; au
delà, par l'excitation que provoque une température plus
élevée que celle de la peau. Le bain est froid de 10° à 20° ;
il est frais de 20° à 28° ; il est tempéré de 29° à 34° ; de 35° à
38° il est chaud, et très chaud de 38° à 45°.

Bains froids, de 10° à 19° centigrades. — Le froid produit
une excitation des vaso-moteurs constricteurs, d'où contractilité des vaisseaux artériels, suivie, soit d'une dilatation passive, d'une véritable paralysie vaso-motrice ; soit
d'une dilatation active produite par les vaso-moteurs dila-

tateurs, d'où afflux du sang. Le premier fait produit par le froid est donc une ischémie, le second une hyperhémie active ou passive. La température, d'abord abaissée, augmente ensuite.

L'usage de ces bains à basse température est trop rare peut-être dans nos stations ; ils pourraient être utiles aux sujets faibles par la stimulation de la peau qu'ils provoquent ainsi que par la réaction qui se manifeste, soit par la rapidité et l'amplitude du pouls, soit par une sensation de chaleur sur toute la surface cutanée après l'immersion qui doit être de courte durée. Ajoutons que l'eau froide est un antispasmodique puissant. « Si l'on applique de l'eau froide sur un muscle battu de convulsions, on arrête soudainement les mouvements excessifs qui l'agitent » (Grimaux, Cours complet des fièvres, t. II, p. 107 ; Montpellier, 1791.)

Bains frais de 20° ou 25° à 28°. — A cette température, les bains ont à peu près le même cortège de phénomènes physiologiques que les précédents et produisent des effets thérapeutiques à peu près semblables.

Au début du bain, la respiration est fréquente, la circulation accélérée, le derme resserré, l'épiderme épaissi, la sensibilité des papilles du derme émoussée ; bientôt le pouls devient lent, il survient de la céphalalgie, le malade ne doit pas rester un seul instant de plus. Il éprouve, après l'immersion, une réaction énergique, un bien-être, une force, une légèreté, une souplesse très grandes ; il a de l'appétit et ses digestions sont plus faciles.

Les bains frais ont une action tonique et excitante, ils augmentent l'énergie du cœur et des artères, et suractivent les fonctions de la vie animale chez ceux où la faiblesse

semble tenir à une torpeur générale (Oré, Dict. des conn.
méd.-chirurgicales) ; pris dans une piscine, ils rendront
particulièrement des services chez les sujets mous et lymphatiques. Mais l'eau à cette température peut provoquer
de graves désordres ; on se gardera donc de l'indiquer chez
les cardiaques et dans les maladies aiguës.

Bain tempéré de 29° à 34°. — A cette température, et
particulièrement de 32° à 34o, le bain ne provoque généralement ni la sensation de chaud, ni de froid ; le corps ne
perd ni ne gagne de son poids, il semble que l'exhalation
cutanée et l'absorption de l'eau se balancent : c'est le propre du bain de température indifférente ; passant pour sé-
datif, il est, en effet, calmant et rafraîchissant ; il modère
l'activité de la circulation et des centres nerveux. La sécrétion urinaire est augmentée ; le pouls reste normal
pendant l'immersion, et le malade éprouve du bien-être.

Le bain tempéré, grâce à son action modérante de la
circulation et du système nerveux, est utile dans un grand
nombre d'affections nerveuses.

Bains chauds. De 35° à 40° le bain sera chaud et très
chaud de 40° à 45° ; dans ce dernier cas, sa durée ne doit
pas dépasser dix minutes. A 38°, le pouls, qui était au début, large et plein, augmente de 15 à 20 pulsations (Oré) ;
à 40o, il est petit, vif et serré et atteint 112 pulsations ; une
faiblesse, un engourdissement intellectuel s'emparent du
sujet. Toutefois il est tonique si l'on prend soin d'abréger
sa durée. A 40° et 45° il y a des sueurs abondantes, une
grande surexcitation, le pouls est accéléré et inégal ; il y a
des palpitations, des vomissements et des syncopes.

Le bain chaud est indiqué toutes les fois qu'il sera nécessaire de déterminer une forte excitation à la peau ; dans le rhumatisme chronique, par exemple. Mais il faut se garder de le prescrire aux sanguins, aux cardiaques et dans le cas de phlegmasies utérines.

Bains de piscine. — L'immersion du corps dans une piscine produit de grandes révulsions cutanées en provoquant plus facilement que dans la baignoire la transpiration. La piscine a pour principal avantage de permettre l'immersion prolongée dans une température tiède et uniforme avec la liberté des mouvements.

L'air des piscines alimentées par des eaux sulfureuses possède des propriétés particulières. Il contient de l'hydrogène sulfuré en petite quantité ; la décomposition de l'acide sulfhydrique par l'oxygène de l'air met du soufre en liberté, qui, en poussière très ténue, peut pénétrer dans les voies respiratoires. L'air est, en général, chaud (de 26° à 30°) et sensiblement saturé de vapeur d'eau. Il est plus pauvre en oxygène et, selon M. Filhol, un adulte passant une heure dans une piscine alimentée par l'eau sulfureuse absorbe 7 litres 37 centilitres d'oxygène en moins que dans l'air ordinaire.

De l'absorption dans le bain. — La question de l'absorption dans le bain niée par les uns, admise par d'autres, n'est pas encore résolue. Certains expérimentateurs l'admettent pour l'eau, mais non pour les substances qu'elle tient en dissolution ; ils se basent sur ce fait qu'on n'a pas trouvé dans les urines la moindre trace des substances dissoutes dans l'eau où le corps est resté longtemps immergé ; à cela, d'autres savants répondent qu'on peut admettre que nos tissus arrêtent au passage et s'approprient une certaine proportion des sels contenus dans l'eau, ce qui empêcherait les urines de les révéler.

La température jouerait encore un rôle dans l'absorption (Duriau); presque nulle dans les températures élevées, l'absorption serait plus forte dans les températures basses et toujours proportionnelle à la durée du bain. Les bains, dont la température dépasse celle du corps, font prédominer l'exhalation cutanée; celle-ci se manifeste par une perte de poids du corps immergé, et cette perte croît en raison directe de la durée du bain et de l'élévation de la température.

Presque tous les expérimentateurs, Homolle entre autres, s'accordent à reconnaître que la densité de l'urine est moindre et que sa coloration est moins intense après le bain. L'urine est aussi toujours alcaline après un séjour prolongé dans le bain, et aussi bien après un bain acide qu'un bain alcalin, Poulet (Mém. à l'Acad. des sciences, 1856) a surtout insisté sur ce fait.

Il résulte des recherches expérimentales de Villemin (Revue d'hydrologie médicale, 1865, t. II) que l'absorption de l'eau dans les bains d'eau minérale ou dans les bains simples est hors de doute, comme le prouvent les pesées exactes avant et après le bain; et que l'absorption de l'eau ne semble nullement influencée, soit par la composition, soit par la densité du liquide employé (Villemin, Arch. générales de médecine, mai 1864). Ces conclusions sont conformes à celles des physiologistes les plus considérables de notre epoque, Flourens, Edwards, Longet, Béclard. M. le professeur Béclard fait remarquer que dans toutes ces expériences, les variations subies par l'évaporation pulmonaire n'ont pas été suffisamment étudiées. Toutefois pour M. Oré (de Bordeaux) (Dict. des conn. méd.-chirurg,.

t. XII), l'augmentation du poids du corps après un bain, dont la durée ne dépasse pas une heure, est trop insignifiante quand elle a lieu (Villemin a constaté cette augmentation 20 fois sur 52), pour qu'on puisse en faire un argument en faveur de l'absorption de l'eau par la peau.

Les substances salines n'ayant pas été retrouvées dans les urines ou dans la salive; les substances végétales (belladone, digitale), en dissolution dans l'eau, n'ayant exercé aucune influence sur la circulation et l'innervation, il est permis de conclure que dans les conditions ordinaires du bain, la peau de l'homme, à l'état sain, n'absorbe pas les matières dissoutes dans l'eau.

L'absorption des gaz, au contraire, n'est pas douteuse. De plus, l'air des cabinets des bains ou piscines est chargé de vapeur d'eau, tenant en suspension, les principes minéralisateurs de chaque source, il se produit une inhalation. Fodéré (de Strasbourg), Loeschner (de Pragues), ont insisté sur la prédominance d'action des principes volatils absorbés par les voies respiratoire pendant le bain.

Électricité. — On avait d'abord rattaché naturellement l'action des eaux minérales à leur température et à leur constitution chimique. Mais d'après ce que nous venons de dire au sujet de l'absorption, cette explication ne satisfait que pour les eaux dans lesquelles domine un élément chimique énergique tel que le sulfure de sodium, par exemple, dans les eaux sulfureuses. La composition chimique seule n'a jamais pu expliquer l'action si efficace de certaines eaux à minéralisation faible.

Scoutetten a cherché si l'électricité terrestre ne jouerait pas un certain rôle dans cette action. Il résulte de ses recherches, que les eaux minérales renferment une propor-

tion notable d'électricité dynamique qui devient particulièrement évidente quand le corps de l'homme est plongé
dans le bain. C'est à l'électricité dynamique, que Scoutetten
attribuait en grande partie les effets de l'eau minérale.
Mais une opposition savante a fait remettre ce point en
question et il reste à faire de nouvelles investigations.

Le Dr Bona, inspecteur des eaux d'Evaux, répéta en 1870
les expériences de Scoutetten, mais sans résultats précis.

Le Dr Lambrou a constaté que les eaux sulfureuses pré-
sentaient dans la baignoire un excès d'électricité positive
dans les couches superficielles soumises à des transformations chimiques incessantes, sous l'influence de l'air; tandis que les couches profondes moins altérées ont un excès
d'électricité négative. Le phénomène est inverse pendant
l'immersion du corps. Gigot-Suard obtint les mêmes résultats. C'est donc aux transformations chimiques que doit
être rapportée l'origine de l'électricité développée dans les
eaux minérales et particulièrement dans les eaux sulfureuses.

Matière organique. — Si le rôle de l'électricité est encore
douteux, celui de la matière organique, qui se rencontre
en proportion plus ou moins considérable dans les sources
minérales, paraît bien minime. C'est à cette matière organique qu'il faudrait attribuer, d'après certains auteurs, le
bien-être que l'on éprouve dans le bain d'eau minérale, la
souplesse de la peau, et surtout les forces et l'augmentation de la vie qui semblent résulter de l'usage de ces bains;
effets et sensations qui ne se font nullement percevoir dans
les bains ordinaires.

Moyens adjuvants et circonstances auxiliaires de l'emploi

des eaux minérales. — Aux modes d'emploi principaux, bains et boisson que nous venons d'indiquer, s'adjoignent des pratiques accessoires et des circonstances qui peuvent seconder ou développer les effets du traitement hydro-minéral ; il importe donc de les examiner.

Bains locaux. 1° *Demi-bain* ou *bain de siège.* — Ces bains sont un moyen de dérivation puissante, quand les phénomènes de congestions vers la tête sont accusés trop facilement par les bains généraux. On peut les employer à une température plus élevée que ces derniers.

L'immersion, qui ne doit pas dépasser quinze minutes dans les bains très chauds, est accompagnée d'une accélération notable du pouls et de la respiration et est suivie d'abondantes sueurs. Ils peuvent agir comme dérivatifs de voisinage dans les affections utérines, mais ils peuvent provoquer certains effets de congestion ou de relâchement des organes pelviens contre lesquels il faut se prémunir.

2° *Pédiluves, manuluves.* — Ils s'emploient à la température des sources et dans l'eau courante. Ils agissent en même temps comme révulsifs locaux et comme stimulants généraux, pour combattre, par exemple, les congestions de la tête et du poumon.

Douches. — La douche d'eau minérale agit comme la douche d'eau simple. La température de l'eau, la percussion, la violence et la durée du jet sur la surface du corps, jouent certainement un rôle plus considérable que la minéralisation.

On distingue des *douches locales* appliquées sur une région malade. Ces douches locales peuvent produire des

effets résolutifs énergiques; mais il faut éviter une excitation exagérée qui pourrait provoquer des inflammations
fâcheuses et même des suppurations; des *douches générales*,
agissant sur l'ensemble de l'économie; des *douches rectales*,
périnéales, vaginales. Ces dernières, suivant MM. Durand-
Fardel et Denos, doivent être employées avec précaution,
leur durée doit être courte, et souvent on leur préférera
la simple irrigation.

Signalons encore, pour mémoire, les douches *buccales*,
faciales, pharyngiennes, oculaires, nasales, etc.

D'une manière générale, la durée de la douche ne doit
pas dépasser quinze minutes. La température variera suivant le cas. Si elle est de 40° à 42°, elle produira une stimulation générale marquée. Si elle est tiède, c'est-à-dire
de 28° à 36°, son action est moins excitante que la précédente. Elle augmente, mais à un degré moindre, la circulation capillaire dans l'étendue du tégument externe, et
provoque les actes de résorption interstitielle, dépendant
de l'activité de la nutrition; elle est, en un mot, sédative et
résolutive. La douche froide est un agent puissant de reconstitution et de tonicité.

La douche *jumelle ou écossaise*, alternativement froide et
chaude, produit des effets reconstituants et sédatifs du système nerveux ou bien des sueurs modérées chez les malades,
suivant les degrés de chaleur alternés.

Etuves. Bains de vapeur. — La température de l'étuve
est ordinairement de 40° centigrades. En effet, sauf le cas
de dispositions individuelles particulières, 37° et 40° suffisent pour provoquer la sudation. Les effets physiologiques
sont ceux des bains très chauds. On ne doit pas rester
plus de dix à quinze minutes dans l'étuve.

Bonnans.   8

Les étuves partielles, dont l'installation met les voies respiratoires à l'abri de la vapeur, peuvent s'appliquer à une température de 50° centigrades.

Inhalation. — Ce mode d'administration, qui consiste dans l'introduction dans les voies aériennes des vapeurs et des gaz provenant des eaux minérales, n'est employé que dans les stations sulfureuses et particulièrement à Ax.

La vapeur d'eau minérale constitue une atmosphère artificielle, qui agit par différents gaz : acide sulfurique, oxygène, azote, acide carbonique; et par certains principes minéraux, tenus en suspension dans la buée, tels que le chlorure de sodium, le soufre, etc. Ces vapeurs, par leur contact direct sur la muqueuse respiratoire dans les replis de laquelle elles pénètrent, ont sur l'économie et sur la muqueuse pulmonaire une action spéciale, due aux principes volatils et aux substances qu'elles renferment.

La durée de l'inhalation varie entre une demi-heure et une heure.

Pulvérisation. — La pulvérisation est un moyen différent d'inhalation. Suivant M. Poggiale (Rapport à l'Ac. de méd. en 1880), les expériences sur l'homme et les animaux ne laissent aucun doute sur la pénétration des liquides pulvérisés dans les voies repiratoires. M. Béclard, à propos d'un mémoire de M. Sales-Girous sur la thérapeutique des voies respiratoires (Comptes rend. à l'Ac. de méd., 1867), certifie la pénétration de la poussière d'eau, dans toute l'étendue des canaux bronchiques. Cependant M. Béclard fait remarquer que la dose des solutions médicamenteuses pulvérisées qui doivent pénétrer dans le sang, par absorption pulmonaire, reste incertaine.

Jusqu'à ce jour, la médecine hydrologique n'a enregistré qu'un très petit nombre de documents sur les résultats des méthodes d'inhalation dans le traitement des maladies respiratioras.

M. de Puisaye affirme cependant que l'inhalation et la pulvérisation sulfureuse exercent une action directe sur la muqueuse pulmonaire, soit en excitant, soit en modifiant la sécrétion. On observe une atténuation marquée de la toux, particulièrement dans la bronchite catarrhale, sèche ou spasmodique. (Annales d'hydrologie méd., t. XI, p. 355.)

Massage. Gymnastique. Exercice. — Ces moyens sont capables de seconder, dans certains cas, les effets de la médication des eaux minérales : c'est pourquoi nous les signalons.

Le massage excite la circulation superficielle et profonde, et augmente l'activité de l'appareil cutané. L'élasticité des membres s'accroît et la respiration devient plus libre après l'opération. Le massage est un adjuvant utile dans les débilités nerveuses où la déperdition des forces se rattache soit à un appauvrissement du sang, soit à un trouble de l'innervation et de l'hématose ; il est encore utile dans les engorgements articulaires et dans certaines atrophies musculaires.

« Les exercices gymnastiques appropriés aux diverses conditions d'âge, de sexe, de tempérament, de constitution, d'idiosyncrasie morbide, dosés en quelque sorte rationnellement, mériteraient plus de faveur qu'ils n'en ont obtenu jusqu'ici dans la pratique hydrologique, » dit Le Bret.

L'activité imprimée aux muscles et la réaction cutanée

qui coïncide avec la répétition systématique des mouvements musculaires peuvent augmenter l'énergie des fonctions d'hématose et d'assimilation, et seconder ainsi les
effets de la médication hydro-minérale.

Régime. Hygiène. — Les conditions d'alimentation,
d'exercice, d'habitudes sociales, dont l'ensemble forme un
milieu nouveau pour les malades, doit sans doute favoriser
la cure de certains d'entre eux. Mais ces conditions hygiéniques nouvelles n'ont pas l'importance qu'on leur prêtait
autrefois; ce sont des circonstances accessoires qui paraissent agir plutôt sur les personnes qui n'ont besoin que du
déplacement, que sur les vraie malades. Ainsi les malades
des classes nécessiteuses, soignés à l'hôpital, ne jouissent
pas d'une amélioration notable de vie et leur traitement
est à peu prés borné à l'usage des eaux; cependant on
constate parmi eux des résultats considérables. Il en est
de même pour les habitants des localités voisines de la
station pour lesquels le déplacement est nul.

En définitive, ces circonstances accessoires peuvent préparer ou seconder l'action des eaux minérales ; mais ne la
remplacent pas. « Ce ne sont pas les charmes d'un beau
site qui guérissent un rhumatisme ; jamais le changement
d'air n'a délivré le blessé des suites d'un coup de feu, et les
plaisirs de la société n'ont pas fait déposer les béquilles à
tel indigent, qui dans sa condition a au moins cet avantage
que les écarts de l'imagination compliquent rarement les
maux dont il est affecté. » (Michel Bertrand. Eau du Mont-
Dore.)

Climat. Altitude. — Le climat et l'altitude sont, sans
contredit, les principales circonstances adjuvantes du

traitement thermal. Mais si ces influences s'ajoutent souvent, heureusement, aux propriétés curatives des eaux,
on doit aviser, dans certains cas, à ce qu'elles ne contra-
rient pas l'impulsion du traitement.

Nous avons donné, dans la première partie de ce travail,
quelques notions sur la situation géographique et sur la
climatologie des localités thermales du département de
l'Ariège. Nous ajouterons d'une manière générale que le
climat de ce département appartient au climat girondin ou
de la région du sud-ouest; il est chaud dans le nord et dans
les vallées abritées; il est plus froid dans les hautes vallées.

Nous trouvons, énumérées par Humbold, dans sa défi-
nition du climat, toutes les conditions climatériques qui
peuvent influencer le traitement hydro-minéral. « Le climat, dit Humbold, est l'ensemble des variations atmosphériques qui affectent nos organes d'une manière sensible, la température, l'humidité, les changements de pression barométrique, les vents, la tension plus ou moins
forte de l'électricité atmosphérique, la pureté de l'air, ou
la présence des miasmes plus ou moins délétères, enfin le
degré de transparence ou de sérénité du ciel. »

Mais il importe particulièrement de ne pas négliger l'influence de l'altitude. L'action physiologique d'une altitude
moyenne, c'est-à-dire ne dépassant pas 1,000 mètres, se
manifeste par l'excitation qu'elle apporte dans les fonctions de la digestion et de la circulation, ainsi que dans le
système nerveux, d'où résulte un redoublement d'activité
dans les phénomènes qui en dépendent : sécrétions, fonctions de la peau, etc., etc. — L'assimilation est activée ;
l'hématose est plus parfaite : il s'ensuit une augmentation
notable des forces musculaires.

« Il semble que, malgré la diminution du poids de l'atmosphère, dit Lombard en parlant de l'élévation modérée des lieux montueux, les fonctions vitales s'accomplissent avec plus de facilité et de régularité : la respiration est ample et profonde comme si l'on avait soustrait des parois thoraciques un poids considérable. »

Le séjour dans une localité thermale d'une altitude moyenne sera choisi quand il sera nécessaire de stimuler la nutrition chez les anémiques, les débilités et particulièrement chez les enfants entachés de lymphatisme ou de scrofule.

L'analyse des divers agents que présentent les stations thermales et de chacun des éléments qui concourent à l'action thérapeutique des eaux minérales est indispensable à l'expérimentation clinique pour diriger leur juste application. L'eau minérale, par l'ensemble de ses propriétés, est un agent complexe qui peut produire des effets différents dans son emploi selon l'élément qui sera principalement mis en jeu.

L'action du bain d'eau minérale est variable suivant les conditions de température et de durée. L'agrégat minéral joue un rôle secondaire. En effet, deux eaux également minéralisées, mais de température différente produisent des effets opposés ; l'une, à 34°, sera sédative, l'autre, à 40°, sera excitante. Quelle que soit, en effet, la composition chimique, l'eau a une température élevée produit des effets excitants : « je me chargerai de calmer la susceptibilité nerveuse d'une petite maîtresse avec un bain de la grotte de Bagnères-de-Luchon, appliqué à 32° ou 33°, et d'exciter un hercule avec la source de la Preste ou du pré de Cauterets à la température de 44° (Fontan, Eaux minérales des Pyrénées, p. 186.).

M. Marchant admet que toutes les eaux minérales chaudes ou froides, sulfureuses, ferrugineuses ou chlorurées, etc., sont excitantes, et que l'excitation produite immédiatement par leur administration, a pour causes principales le calorique et l'assemblage des matières salines,
terreuses et gazeuses qu'elles renferment. Cette excitation
augmente l'énergie vitale des organes par une stimulation
générale de l'organisme et sous son influence on peut
obtenir la guérison d'une multitude d'affections liées à un
état d'asthénie bien prononcée. Elle comprend plusieurs
degrés et peut se traduire par une stimulation douce, in-
sensible des organes, bien différente de l'excitation franche,
brusque et violente, produite toujours par des eaux à une
haute température.

Chaque degré d'excitation amène des effets spéciaux
le bain tiède, une action douce, graduelle, affectant le
système nerveux. A ce point, le stimulant n'est qu'un tonique névrosthénique ; c'est-à-dire qu'il rétablit les forces
déprimées par la maladie chronique. Il s'adressera donc à
toute débilité, langueur ou atonie fonctionnelle d'un ou
plusieurs organes.

A un degré de plus, le système nerveux est fortement
stimulé, par sa réaction sur les tissus il développe une fièvre légère qui fait participer toute l'économie à ses modifications. Cette excitabilité tendra à ramener uniformé-
ment toutes les fonctions générales perturbées et affaiblies
par la maladie chronique à l'état physiologique.

L'eau minérale augmente ou entretient l'incitabilité
locale amoindrie après un phlegmasie ; en un mot, elle
active l'énergie interstitielle indispensable à la résorption
des matières plastiques épanchées et les propriétés vitales
de la partie affectée, c'est-à-dire ses fonctions assimila-
tri es se trouvent augmentées (Senac-Lagrange.)

Le troisième degré d'excitabilité est le plus élevé et s'établit sous forme de réaction vasculaire, nerveuse, viscérale, musculaire, et s'adresse à des affections qui ont, dans l'organisme, des racines profondes. Rhumatismes, paralysies sans lésion du système nerveux (Sénac-Lagrange.)

Choix de la température, durée du bain. — L'impression produite par la température se fait sentir sur le corps d'une façon assez variable suivant les sujets, et la stimulation ou l'excitation sont plus ou moins accentuées.

Ainsi le bain de 34° à 35° paraît frais à quelques-uns, indifférent à d'autres, agréable et chaud à un grand nombre; quelques-uns qui trouvent à 34° le bain frais ou froid, trouvent chaud un bain ordinaire à la même température. — Enfin, il en est qui trouvent le bain minéral indifférent ou agréable à 31° ou 30°. Ajoutons que quelques-uns semblent sentir l'eau qu'ils avaient trouvée froide se chauffer graduellement et finissent par éprouver une chaleur générale. D'autres qui l'auront trouvé chaude éprouveront un abaissement rapide de température et auront le frisson.

Ainsi, la susceptibilité individuelle étant très variable, la sensation sera la plus juste mesure pour le choix de la température. « La base d'appréciation ne doit pas reposer sur un chiffre thermométrique quelconque, température du sang ou du corps, mais seulement sur la susceptibilité individuelle (Sénac-Lagrange) ».

On ne peut donc établir des règles absolues pour le choix de la température qui doit être laissé à l'appréciation du médecin. Il faut consulter d'abord le tempérament, la constitution, l'idiosyncrasie du sujet et si l'habitude donne le tact nécessaire pour le choix de la température on est souvent obligé de la modifier, de tâter pour ainsi dire le malade avant d'arriver à ce qu'on peut appeler la tolérance de l'eau. (Dᵣ Bonnans inspecteur des eaux d'Ussat).

Cette susceptibilité individuelle, dont nous venons de parler, doit engager le médecin à surveiller non seulement les effets de la température, mais encore la durée du bain.

La durée des bains doit être toujours en rapport avec leur température. S'ils sont très chauds ou très froids de 2 à 5 minutes ne devront pas être dépassées. S'ils sont frais 15 à 20 minutes, et répétés suivant les cas deux fois en vingt-quatre heures.

Le bain tiède pourra être prolongé de quarante-cinq minutes à une heure. Mais dans ces derniers, comme dans les bains frais, il faut que le malade se retire avant d'éprouver le frisson. L'état de malaise et de frissonnement qui succède à ce bain manqué, a le plus fâcheux effet sur les accidents nerveux. Sans doute (frigus sedet nervos) a-t-on dit encore, mais il ne faut pas qu'il aboutisse à cette fâcheuse impression.

La durée des bains à température constante de 33° à 34° comme à Ussat, par exemple, peut être prolongée au delà d'une heure, de deux heures et même davantage suivant les cas.

Dans les bains de 36 à 40° et 42° la durée de l'immersion ne doit pas dépasser un quart d'heure et même 10 à 5 minutes dans les conditions spéciales de maladie ou de complexion qui les font supporter.

Ajoutons, pour compléter les règles de l'emploi de l'eau minérale, que si l'on veut obtenir des effets excitants généraux, augmenter les fonctions de la peau, activer la respiration et la circulation on doit donner des bains à une température supérieure à celle du corps, des boissons chaudes, des bains de vapeurs, l'étuve sèche ou humide.

Si l'on veut obtenir des effets excitants locaux on se servira de bains locaux, de douches, d'affusions chaudes ; on peut aller dans certains cas comme révulsifs jusqu'à la rubéfaction.

Veut-on, au contraire, obtenir des effets altérants spécifiques de l'eau chez les sujets délicats et prédisposés aux congestions aux phlegmasies viscérales, on donnera des bains à la température du corps : l'eau froide même sera utilisée dans les névropathies, la chorée.

Dans les hautes températures, immersion à courte durée, dans les basses températures, immersion plus prolongée.

La boisson facilitera l'absorption des substances minérales dans le cas où l'on veut recourir à l'élément spécifique.

En définitive, les eaux minérales sont excitantes à un degré proportionnel à la quantité et à la qualité du principe minéralisateur et du calorique qu'elles renferment. Elles sont en même temps toniques ; elles augmentent la vitalité des tissus et impriment à la nutrition générale une activité nouvelle ; autant de causes pour expliquer leur action thérapeutique.

De ce que la peau ne se laisse pas pénétrer par les substances minérales en dissolution, le bain n'agirait que par une action de contact. La stimulation produite par ce contact sur la surface tégumentaire a pour effet de rétablir la vitalité et l'énergie de ses fonctions, phénomène qui se traduit par l'accélération de la circulation périphérique ; d'où caloricité, tension, vascularisation et transpiration augmentées, en même temps que les organes internes congestionnés sont débarassés par cet appel de sang à la péripherie.

« Les bains d'eau minérale raniment la circulation languissante, imprimant une nouvelle direction à l'énergie vitale ; ils ramènent à leur état physiologique les sécrétions viciées ou supprimées, provoquent des éruptions et produisent enfin dans l'économie une transmutation intime, un changement profond et retrempent en quelque sorte le corps malade » (Oré).

Ainsi la guérison locale est moins la conséquence de l'action directe sur la partie malade que le surcroît d'activité imprimé à l'économie toute entière.

L'effet produit par les eaux minérales est double et distinct :

1º C'est d'abord un effet d'excitation immédiat, primitif, mais rapide et passager. C'est un surcroît d'activité et une exaltation des propriétés vitales développés dans les tissus et les organes.

2º Un effet secondaire et définitif, moins bien reconnu, c'est l'effet tonique, lent et obscur, qui dépend certainement de l'effet excitant.

Effets primitifs. — Un certain nombre de résultats immédiats se remarquent pendant l'administration des eaux minérales :

Ces effets primitifs dépendant des qualités excitantes des eaux sont le premier témoignage de leur action reconstituante. Ils se font sentir sur les grandes fonctions de l'économie, la digestion, la circulation, les sécrétions cutanées, sur la calorification, sur l'état dynamique. Ils sont généralement de courte durée.

M. Chénu (Essai pratique de thérapeutique des eaux minérales) a soigneusement observé les effets immédiats des bains de température et de durée ordinaire et de la boisson modérée. D'après ces observations, le malade éprouve du premier au cinquième jour une lassitude plus ou moins prononcée, de la disposition au sommeil ; la sensibilité des muqueuses, surtout des yeux et des oreilles, est augmentée ; quelquefois du prurit, ou coloration de la peau, rarement des éruptions cutanées.

Du sixième au dixième jour, la transpiration cutanée est activée, les sécrétions cutanées rénales intestinales sont augmentées ; les urates dominent dans les urines très chargées.

Du onzième au quinzième, le malade éprouve générale-ment une sensation de bien-être et de fonctionnement ré-gulier, bientôt suivie d'une réaction plus ou moins accen-tuée se manifestant par de l'agitation, de l'insomnie, de l'anxiété, des palpitations, l'élévation du pouls et une ir-ritabilité prononcée ; il y a de l'inappétence, de la soif, quelquefois des épistaxis ou l'apparition du sang hémor-rhoïdal ou menstruel. Il n'est pas rare dans cette période de réaction de constater des recrudescences de douleurs articulaires et nerveuses, d'ailleurs temporaires, chez des rhumatisants et des névropathes. Les foyers inflammatoires sous cette impulsion passent de l'état chronique à l'état aigu.

Du seizième au vingt-cinquième jour, la tolérance s'é-tablit.

Ces phénomènes morbides ou physiologiques sont assez accentués chez un grand nombre de malades pour déter-miner une fièvre véritable ou *fièvre thermale*, et pour pro-voquer chez d'autres des éruptions érythémateuses ou

érythémo-papuleuses, et même des abcès du tissu cellu-
laire.

Effets consécutifs. — A l'excitation passagère succède
un effet tonique qui se traduit par une vitalité plus grande
des organes et une somme de résistance aux conditions
morbides, plus puissante. L'effet tonique est durable, et
c'est lui que la médication thermale recherche.

Ces effets se font apercevoir après l'achèvement du traitement thermal et quelquefois à une époque assez éloignée.
Ils s'adressent aux phénomènes les plus intimes de la nutrition et de l'assimilation, et ne peuvent se manifester,
par conséquent, que d'une manière lente et graduelle.

CHAPITRE II.

DU TRAITEMENT THERMAL.

Indications. — Le traitement thermal est exclusivement
indiqué dans les maladies chroniques. Il trouve à s'appliquer soit à des maladies diathésiques déterminées, soit à des
états constitutionnels bien moins définis et qui peuvent
même se trouver sur la limite de la pathologie, soit enfin à
des maladies d'organes ou d'appareils se rattachant ou non
à des états constitutionnels. Toutefois l'emploi des eaux minérales ne saurait convenir à toutes les périodes des affections chroniques ; indiqué dans les périodes stationnaires, il
sera proscrit dans les périodes d'activité (Lebret), ce qui re-
vient à dire que l'époque la plus favorable à l'application du

traitement hydrominéral dans les maladies chroniques est
celle où les symptômes qu'il s'agit de combattre se montrent avec le moins d'activité, c'est-à-dire où la maladie
existe au moindre degré possible.

Ainsi la nature de l'affection, la période de la maladie,
fournissent les premières et les principales indications du
traitement thermal et déterminent en même temps le choix
de la source minérale.

Mais il résulte d'une multitude d'écrits sur les eaux que
les maladies les plus diverses par leur nature diathésique,
leur forme et leur détermination, guérissent à peu près
partout : rhumatisme, scrofule, phthisie, chlorose, gastralgie, dyspepsie, nervosisme, engorgements du foie, de l'u-
térus trouvent dans la plupart des stations les médications
tonique, reconstituante, sédative, excitante, décongestion-
nante, etc., etc., qui leur conviennent. Cette universalité de
propriétés curatives d'eaux minérales les plus différentes
pourrait faire croire que la nature des eaux n'a pas d'importance et que l'application seule est efficace et qu'enfin toutes
les eaux minérales agissent de la même façon. Ce n'est pas
exact, pas plus que l'idée d'attribuer à la distraction, au
voyage, au changement d'air, d'habitudes, de régime, la
guérison des maladies.

Nous avons déterminé la part d'influence de chacun des
éléments qui concourent à l'action thérapeutique des sources minérales. Si nous avons signalé le mode d'emploi
comme un des plus importants de ces agents, et si, d'un
autre côté, nous avons admis d'une manière générale que
les effets produits par les eaux minérales, quelle que soit
leur composition, se réduisaient à un effet d'excitation
de divers degrés et à un effet de reconstitution ou effet tonique, il n'en est pas moins certain que chaque station,

chaque source possède grâce à sa composition chimique, une action spéciale ou spécifique qui lui est propre et convient particulièrement à certaines affections. Il ne faut donc pas oublier que si beaucoup de maladies cèdent à l'usage d'une eau minérale quelconque, le choix n'est pas indifférent pour d'autres. Ainsi le rhumatisme articulaire sera promptement exaspéré par les eaux d'Ussat, guérira ou sera très heureusement modifié à Ax, et par contre certaines maladies nerveuses se trouvent aussi bien des eaux d'Ax que de celles d'Ussat.

Les eaux bicarbonatées ou sulfatées calciques pourront convenir aux affections chroniques des voies digestives ; les sulfureuses aux voies respiratoires, au lymphatisme, à la scrofule, au rachitisme. Le rhumatisme, en général, ne se trouve bien que des eaux sulfureuses. L'état nerveux compliquant les maladies ne se trouve bien que de températures modérées et des eaux peu minéralisées.

En définitive il est indispensable de se guider pour déterminer le choix de la station sur l'état du malade, sur son tempérament, sur la période de la maladie et sa nature, en même temps que sur la température, la constitution chimique de l'eau minérale, les ressources de l'établissement et son climat qui par son influence peut favoriser ou contrarier l'action hydrominérale.

Contre-indications. — Il n'y a pas de contre-indications absolues des eaux minérales ; la plupart ne sont relatives qu'à l'usage de telles eaux minérales ou de tel mode de leur application (Dict. des eaux minérales). Cependant on doit considérer comme une contre-indication formelle l'existence d'une hydropisie, anasarque ou épanchement localisé, pourvu que le traitement puisse convenir à la cause de laquelle elle dépend.

On a repoussé d'une manière peut être trop absolue l'emploi des eaux minérales dans les maladies à lésions organiques ; ainsi un grand nombre de médecins considèrent la coïncidence d'une affection cardiaque comme une contre-indication au traitement thermal.

Il ne faut pas oublier, en effet, que l'action tonique et excitante des eaux souvent tolérée et efficace dans les affections organiques est parfois nuisible et peut dans certains cas provoquer des accidents. Ainsi l'on a vu se développer pendant le traitement thermal des anasarques chez des rhumatisants atteints de maladie du cœur. Toutefois l'excitation thermale dépendant beaucoup du mode d'administration, il est certain qu'un médecin attentif pourra presque toujours éviter le danger.

Les travaux d'un certain nombre de médecins parmi lesquels nous signalerons ceux de Vernière (Lettre sur les eaux de Saint-Nectaire 1852) ; de Dufresne de Chassaigne (*Guide des malades aux eaux de Bagnols (Lozère)* ; *Traitement de l'anévrysme (rhumatismal) du cœur par les eaux de Bagnols* 1859) ; de Durand-Fardel (*Lettre médicale sur Vichy*) ; de Caulet (*Notes et observations pour servir à l'histoire du traitement thermal dans les maladies du cœur ; in Annales de la Soc. méd. d'hydrologie,* p. 17, 1872), tendent à prouver que les eaux minérales peuvent être parfaitement tolérées dans les affections organiques du cœur et que leur emploi peut souvent exercer une influence favorable sur l'appareil symptomatique qui accompagne l'affection de l'organe.

Les résultats de l'observation établissent encore qu'il ne faut pas rejeter d'une manière absolue l'emploi des eaux minérales dans les maladies en apparence incurables par elles-mêmes ; ainsi le traitement peut modifier favorablement l'état dyspeptique des cancéreux et le catarrhe pulmonaire des tuberculeux.

Dans tous les cas l'emploi des eaux minérales capable d'enrayer ou de ralentir la marche des accidents à une période récente d'une affection chronique grave, ne fera que hâter généralement une issue funeste à une période avancée de la maladie, alors que l'organisme épuisé ne peut plus se prêter à un travail de résolution et de rénovation.

D'autre part, on s'est demandé si la période menstruelle, la grossesse, la ménopause n'apportaient pas un obstacle absolu à l'application du traitement thermal.

Période menstruelle. — Pendant la période menstruelle, comme il est difficile de faire le diagnostic entre un simple retard de règles et une grossesse, il est en général prudent de s'abstenir de l'usage des eaux minérales et particulièrement des eaux sulfureuses qui peuvent supprimer les règles ou les rendre ménorrhagiques : toute application locale doit être proscrite. Cependant chez les personnes atteintes de dysménorrhée et d'aménorrhée, la balnéation peut être continuée ; dans ces cas les bains tièdes pris au moment des règles rendent celles-ci moins douloureuses et plus abondantes. Avant l'apparition des règles, c'est-à-dire pendant la période préparatoire qui est de 4 à 8 jours, il importe d'apporter dans le traitement certains ménagements, dans le but d'augmenter, de diminuer ou de respecter la défluxion sanguine qui va suivre. Mais la période vraiment délicate est celle qui suit l'apparition des règles, car si elles sont troublées dès le début il peut survenir des métrites, tandis qu'il est plus difficile de les troubler une fois qu'elles sont établies. Ainsi dès l'apparition, il faut surveiller de près le traitement s'il n'est pas suspendu pendant les 3 ou 4 premiers jours, c'est-à-dire pendant la période dangereuse et, s'il a été interrompu, on le reprendra avec ménagement le quatrième ou le cinquième jour.

Grossesse. — La grossesse ne doit pas être considérée comme un obstacle absolu à l'emploi des eaux minérales ; lorsqu'elle coïncide avec un état pathologique dont elle pourrait ressentir une fâcheuse influence, l'usage externe et surtout interne des eaux faibles dans toutes les classes est parfaitement compatible. Mais on doit rejeter le traitement local, douches, irrigations et injections.

Les contre-indications doivent être tirées de la nature des eaux et de l'âge de la grossesse (Caulet, *Tribut à l'étude du traitement thermal pendant la grossesse, Annales de la Soc. méd. d'hydrologie* t. XXII). Le danger est surtout sérieux, dit M. Caulet, aux premiers temps même par le traitement le plus modéré et le plus réduit à cause de la tendance de la plupart des eaux à agir dans le sens de la fluxion utérine. Par conséquent la grossesse commençante sera respectée et plus tard on ne devra employer qu'avec de grandes précautions les eaux sulfureuses hyperthermales qui sont très stimulantes.

Ménopause. — La ménopause ou temps critique des femmes n'est pas une contre-indication à l'application du traitement thermal mais réclame dans l'emploi des eaux minérales certaines précautions qu'il est bon de signaler. Cette période de la vie sexuelle s'accompagne souvent d'accidents morbides ou coïncide avec l'apparition d'affections diverses qui paraissent emprunter à l'époque même de transition dont il s'agit un caractère d'acuité et de ténacité remarquable. Les éruptions, les dermatoses sont fréquentes ; mais

le plus souvent il existe un état névropathique (*état nerveux*
de Sandras ; *névropathie protéiforme* de Cerise) qui appartient en quelque sorte à la ménopause ; ces désordres de l'innervation amènent habituellement la perturbation des actes
digestifs qui se traduit par de la dyspepsie, de la gastralgie
et de la chloro-anémie. Cette impressionabilité du système
nerveux particulière à cette époque doit guider le choix de
l'eau minérale. C'est aux eaux peu minéralisées comme
celles d'Ussat, par exemple, et dont la thermalité peut être
appliquée avec prudence, qu'il faut avoir recours.

Action prophylactique. — Les eaux minérales sont propres à exercer une action prophylactique à propos d'un
grand nombre d'états morbides possibles à prévoir ou
à prévenir (*Dict. des eaux minérales*). Les maladies
chroniques, qu'elles dépendent, soit de la prédominance d'un état constitutionnel, soit de circonstances hygiéniques vicieuses ou de ces deux causes réunies, sont gé
néralement précédées d'une période durant laquelle une
intervention appropriée peut arrêter la marche progressive
du mal dans l'organisme et prévenir le développement et
l'éclosion d'une foule d'états pathologiques. L'emploi des
eaux minérales est le plus sûr moyen de modifier les constitutions délabrées et de corriger les effets d'habitudes hygiéniques malsaines.

C'est particulièrement dans l'enfance, alors que les
diathèses sont facilement accessibles, et souvent justicia-
bles d'un traitement énergique et approprié que l'emploi
des eaux minérales peut avoir une grande utilité.

« En dehors du tempérament proprement dit, on observe
chez tous les enfants des dispositions habituelles, en apparence peu sérieuses, de certaines petites servitudes orga-

niques à formes aiguës, mais recidivantes, qni ne son‘
autre chose que la fleur des maladies chroniques dont les
fruits mûris par le temps se développeront dans l'âge
adulte et empoisonneront la vieillesse s'ils laissent
l'homme franchir l'âge de retour.

Or, l'emploi méthodique des eaux minérales est un des
plus sûrs moyens de produire ces modifications lentes et
constitutionnelles dans le but de faire dominer chez les
enfants des qualités contraires à ces tempéraments mena-
çants, surtout à ces affections encore superficielles et fugaces qui ne disparaîtront en entier à la puberté que pour
reparaître plus profondes et plus fixes chez l'homme fait. »
(Pidoux, *Rapport sur les eaux minérales ; Mémoires de
l'Académie de Médecine*, 1863, t. XXVII.)

Dans un traitement thermal, en effet, l'enfant malade
trouverait les forces, la vigueur et la vitalité qu'aucun
médicament n'est capable de lui donner.

Les cures préventives, grâce aux agents qui, par leur
ensemble, rendent les stations termales si puissantes, agi-
raient très efficacement sur les adolescents et les enfants
chétifs, à système musculaire grêle, à digestion paresseuse,
doués du tempérament le plus lymphatique et comptant
des tuberculeux parmi leurs ascendants. On a observé fréquemment que les enfants et les adolescents qui accompagnent aux eaux leurs parents malades se reconstituaient
visiblement tandis que leurs parents n'en retiraient qu'un
bénéfice médiocre.

Malhenreusement la médecine des enfants est à peu près
complètement inconnue dans nos stations thermales. Il
serait urgent de réparer cette lacune et d'instituer un service gratuit aux douches et dans les piscines de chaque
établissement.

Epoque et durée du traitement thermal. — L'usage a consacré au traitement thermal l'époque comprise entre le 15 mai et le 15 octobre. On doit toutefois se demander s'il ne convient pas d'administrer les eaux minérales à une autre époque, pendant l'hiver. Sans doute, les vertus thérapeutiques des eaux minérales et leur composition, restent toujours identiques à elles-mêmes à quelque époque qu'on les examine, mais il importe avant tout, pour le choix de l'époque, de prendre en considération l'opportunité du traitement thermal, en second lieu, les éléments dont se compose un semblable traitement, et enfin les conditions climatériques dont l'importance est incontestable.

Un grand nombre de maladies, telles que les bronchites, le rhumatisme, la goutte et même la scrofule, s'exaspèrent pendant l'hiver, et il ne convient pas d'adresser, à cette époque, les malades atteints de ces affections aux eaux minérales. Cependant, la guérison de certaines affections n'est pas incompatible avec un traitement d'hiver et dans les localités qui possèdent un établissement thermal ou qui en sont peu éloignées, le médecin pourrait prescrire les eaux. Nous signalerons particulièrement certaines stations telles : qu'Aulus, Audinac et Foncirgue, où l'administration interne de l'eau minérale est exclusivement recherchée, et, la station sulfureuse d'Ax. Ainsi, la plupart des affections de l'appareil digestif et de ses annexes ou des organes génito-urinaires et un grand nombre de cachexies accepteraient le traitement termal dans toute saison. Il en est de même des blessures de guerre, des tumeurs blanches, des adénites scrofuleuses, et autres affections semblables qui réclament un traitement particulier, longtemps soutenu et qui ne peuvent être modifiées avec avantage qu'au bout d'un certain temps.

En un mot, au lieu de se guider sur la tradition et l'usage de la modè qui font de nos stations thermales les lieux de rendèz-vous de la belle saison, on doit toujours choisir la saison la plus favorable à l'affection qui réclame le traitement hydro-minéral.

Durée du traitement thermal. — De son temps, alors que l'on faisait encore des neuvaines, Bordeu disait « qu'il est ridicule de fixer le temps pendant lequel ou doit user des eaux qui n'agissent quelquefois qu'à la longue. » On ne saurait, en effet, fixer par avance et avec précision la durée du traitement thermal ; tel n'était pas cependant l'avis du Dr Bardinet (de Limoges) qui se prononçait ainsi sur la durée à donner au traitement thermal :

« User des bains tout à la fois plus fréquents et plus longs. Donner ainsi à certaines eaux une action plus énergique et plus prompte. Réduire considérablement par suite la durée d'une saison thermale et mettre les eaux à la portée d'une foule de malades qui ne peuvent pas les aborder aujourd'hui. » (*Une saison de bains en huit jours* ; *Union médicale*, 1871, nos 61 et 63.)

Si quelques faits heureux, cités par le Dr Bardinet, sont venus à l'appui de cette méthode, il n'en est pas moins vrai qu'un traitement incomplet loin de servir au malade, peut être nuisible, et retarder même la guérison définitive. On ne saurait, en effet, abroger utilement le traitement en suppléant à la durée par l'activité extrême de la médication. Et, d'ailleurs, l'état pathologique est, en général, peu modifié, pendant l'administration de l'agent modificateur et les malades quittent quelquefois les stations sans amélioration apparente ; il faut, à cet agent, un temps d'incubation plus ou moins long dans l'organisme pour que les résultats thérapeutiques soient acquis. Ainsi, à Ussat, ce n'est que du quinzième au vingtième bain, que les souffrances diminuent et que les fonctions se régularisent (Dᴿ Bonnans) ; du trentième au quarante-cinquième bain, survient une lassitude générale qui indique la saturation et la nécessité de suspendre le traitement. Si le sentiment de satiété invincible qu'éprouve le malade pour l'eau minérale doit faire interrompre l'emploi des eaux, il n'en est pas de même des phénomènes physiologiques qui se produisent dans le cours de la médication. Ces phénomènes qui se traduisent par une excitation fonctionnelle plus ou moins vive de tel ou tel organe, ou encore par l'exaspération de l'affection locale, sous l'influence de l'irritation médicamenteuse, ne doit pas faire suspendre le traitement qui sera continué pendant le temps que l'exigera la maladie.

En général, le traitement varie entre deux et six semaines ; mais à cette règle se rattachent des exceptions. Si une seule saison peut guérir quelquefois, deux cures dans la même année sont souvent utiles, et plusieurs saisons successives sont quelquefois nécessaires ; en un mot, une saison d'eau peut être courte ou longue, continue, ou coupée par des intervalles de repos, selon la nature de la maladie que l'on traite. Par exemple, dans certaines diathèses fortement implantées dans l'organisme, telles que la scrofule, le rhumatisme, les affections de la peau, le traitement peut être prolongé plusieurs mois avec avantage; au contraire, certaines affections abdominales légères, les dyspepsies saburrales, l'engorgement simple du foie, etc., ne réclament qu'un traitement de courte durée.

En définitive, pour fixer la durée du traitement thermal on se guidera sur la nature et la gravité de la maladie, sur les conditions personnelles du malade, l'âge, le sexe, le tempérament, l'état général, la constitution molle déprimée, ou éréthique et névropathique ; enfin sur le mode d'emploi (bains, douches, ou boissons) et la puissance du modificateur thérapeutique.

Indications consécutives au traitement. — Les malades, nous l'avons dit, quittent quelquefois la station thermale sans amélioration apparente et cependant, quelques jours, un mois, deux mois, quelquefois six mois plus tard, ils voient disparaître spontanément des affections qui avaient résisté longtemps à la thérapeutique rationnelle. C'est ainsi que les eaux minérales préparent plus souvent la guérison qu'elles ne la produisent d'une manière immédiate et complète. La stimulation de l'organisme qui est le fait de l'action lente et graduelle des eaux se continue pendant un certain temps. En effet, consécutivement à l'excitation thermale et comme preuve manifeste de ces effets continuateurs de l'eau minérale il se produit tantôt des sueurs profuses continues, tantôt du coryza ou des éruptions exanthémateuses. La peau est particulièrement impressionnable : il faut prémunir les malades contre cette impressionnabilité de la peau aux influences atmosphériques, car elle peut les exposer à des affections catarrhales, bronchiques ou pulmonaires plus ou moins graves.

On a conseillé un traitement complémentaire ou cure subséquente, dans une station à spécialisation différente ; ainsi pour calmer l'excitation minéro-thermale d'eaux très énergiques comme les eaux sulfurées sodiques d'Ax, par exemple, on prescrit quelquefois les eaux hyposthénisantes d'Ussat. Suivant l'avis de Patissier, un intervalle de plusieurs semaines est nécessaire entre ces deux traitements.

CHAPITRE III.

Action physiologique et thérapeutique.

Indépendamment du mode commun d'efficacité que toutes les eaux minérales empruntent soit à la thermalité, soit aux procédés balnéaires, soit aux éléments d'action que nous venons d'examiner, les eaux sulfurées sodiques exercent sur l'économie une action énergique, spéciale et caractéristique, uniquement due à la qualité, à l'assortiment et aux proportions des matériaux actifs qu'elles entraînent.

Les eaux sulfureuses doivent particulièrement leur activité au sulfure de sodium, à l'hydrogène sulfuré et au soufre. Mais elles n'agissent pas comme le ferait à dose égale le sulfure que l'on y trouve, ou l'hydrogène sulfuré, parce qu'à côté de ces éléments il y a des silicates, des chlorures, des carbonates alcalins et des matières organiques ; autant d'agents plus ou moins actifs dont il n'est pas toujours possible de déterminer les propriétés thérapeutiques. Ces principes actifs, dit Pâtissier agissent mêlés, combinés, tels que la nature les a réunis, et de leur action réciproque, doit résulter nécessairement une action différente de celle que chacun possède dans son état distinct et isolé ; cependant l'action est toujours analogue à celle de l'élément qui domine.

Examinons l'action particulière de chacun de ces prin—

cipes minéralisateurs. Ce n'est pas au soufre lui-même
que les eaux sulfureuses doivent leur activité et leur efficacité dans les maladies cutanées, par exemple ; sans doute
quand il est divisé, tenu en suspension dans les eaux dites
blanchissantes, il agit sur la peau qu'il irrite par son contact et il ravive, augmente le travail sécrétoire des plaies
et modifie les sécrétions ; mais il ne devient apte à stimuler localement les tissus et consécutivement à pénétrer
dans le torrent circulatoire que lorsqu'il est délayé dans
un liquide alcalin et transformé partiellement en sulfure
de potassium ou de sodium et par conséquent amené en
dissolution (Gubler). Les eaux sulfureuses nous fournissent dans le sulfure de sodium ce composé soluble d'une
part et de l'autre, capable de modifier l'état anatomique
de la peau et par suite son mode de fonctionnement.

Les effets du sulfure de sodium sont plus énergiques
que ceux du soufre et à des doses moindres. Le sulfure de
sodium pris à l'intérieur se transforme en partie au contact de l'acide chlorhydrique du suc gastrique, en hydrogène sulfuré qui est absorbé. Cette absorption est suivie
de l'élimination, par les voies respiratoires et par les
glandes sudoripares de l'hydrogène sulfuré ; l'haleine des
malades noircit, en effet, le papier plombique et acquiert
l'odeur d'acide sulfhydrique, l'autre partie passe, après
son oxygénation dans le torrent circulatoire, dans les
urines où on la retrouve à l'état de sulfite, d'hyposulfite et de sulfate.

Voici quels sont les résultats de cette élimination physiologique d'après Rabuteau (*Éléments de thérapeutique et
de pharmacologie*).

« Une action sur la muqueuse des bronches dont la
sécrétion est activée, avec une expectoration plus facile.

« Une action sur l'excrétion des sueurs qui sont augmentées dans certaines limites.

« Quelques effets diurétiques produits par l'hydrogène sulfuré ou les sulfates qui s'éliminent par les reins. »

L'acide sulfhydrique introduit en dissolution ou produit comme nous venons de le voir se dégage aussi en partie par la surface pulmonaire après avoir traversé le torrent circulatoire. Si son absorption est considérable, il altère le globule sanguin et le sang devient noir et poisseux. — Versé dans l'atmosphère des piscines et des cabinets de bains et de douches, ce gaz est absorbé par les poumons et décomposé dans le sang par l'oxygène ; il se produit dans ce cas des phénomènes d'excitation qui ne tardent pas à disparaître, car ce gaz est hyposthénisant des systèmes nerveux et circulatoires, il exerce à la longue une action sédative marquée et diminue la toux.

D'après M. Garrigou, l'hydrogène sulfuré pourrait empêcher ou enrayer les hémoptysies dans la phthisie et cette action aurait pour cause la production probable d'une certaine quantité d'acide sulfurique par l'oxydation de l'hydrogène sulfuré au contact de la surface pulmonaire.

Ainsi, l'influence marquée que les eaux sulfureuses exercent au moyen de ces deux agents, sulfure de sodium et hydrogène sulfuré sur les organes respiratoires et la circulation se traduit par une stimulation sur les poumons, les bronches et les vaisseaux sanguins ; les poumons se congestionnent en même temps que l'action impulsive du cœur est augmentée. C'est une stimulation inflammatoire qui peut agir efficacement dans la bronchite chronique.

Les sulfites et les hyposulfites qui existent en quantité appréciable dans les eaux sulfureuses ayant éprouvé un commencement de décomposition à l'air libre produisent

des effets d'excitation très faibles ; ils paraissent augmenter la quantité d'urine. Ces sels communiquent aux eaux
sulfureuses des propriétés antifermentescibles et anti-
zimotiques fort appréciables en quelques circonstances,
par exemple pour désinfecter les plaies gangréneuses, les
ulcères sanieux et aussi dans les maladies des femmes,
notamment dans quelques espèces de leucorrhées (Desnos).
Des recherches de G. Astrié, Mialhe et Pegot semblent
établir que ces sels agissent efficacement dans la syphilis
traitée par le mercure. Ces expérimentateurs ont constaté
qu'après l'absorption de ces sels le sang est rose et flui-
difié, que ces sels dissolvent les précipités albumino-mer-
curiels et qu'enfin la syphilis guérissait plus rapidement
lorsque le traitement hydrargyrique était accompagné de
l'usage prolongé d'un de ces sels.

A côté de ces composés qui suffisent à caractériser les
les eaux minérales qui nous occupent, se trouvent un certain nombre d'éléments dont l'action ne doit pas être indifférente, mais qu'il est difficile de déterminer.

Ainsi, les sels alcalins silicate, sulfate et carbonate de
sodium, que les eaux dites dégénérées renferment en assez
forte proportion, sont excitants. Le carbonate de soude,
pris à l'intérieur à la dose de 25 à 30 centigrammes, détermine de légers spasmes gastriques, excite l'appétit et
accélère la digestion. Il provoque la sécrétion gastrique
et tend à neutraliser les acides de mauvais aloi qui se forment dans l'estomac en proie à une mauvaise digestion
(G. Sée, Traité des dyspepsies). L'action stimulante de ce
sel est aussi manifeste sur la peau et sur les reins dont il
active la sécrétion.

Le chlorure de sodium se rencontre aussi dans les eaux
sulfurées sodiques en proportion notable et ses propriétés

ne doivent pas être indifférentes dans l'action thérapeutique de ces eaux.

Pour G. Astrié, la glairine elle-même serait nourrissante et produirait un effet béchique, émollient, comparable à celui des mucilages gommeux.

Si l'on considère maintenant les eaux sulfurées sodiques dans leur ensemble au point de vue de leurs propriétés chimiques, on sait qu'elles présentent de notables différences de composition et généralement une extrême altérabilité. L'identité de leur composition chimique n'est qu'apparente ; l'observation attentive dévoile des différences réelles, confirmées bien souvent par l'observation clinique (Filhol). Elles présentent une facilité plus ou moins grande à la décomposition ; ainsi, de deux eaux également minéralisées, l'une perd l'hydrogène sulfuré, tandis que l'autre le retient ; quelques-unes ne renferment presque plus de sulfure de sodium et leur teneur saline est représentée par des sels alcalins ou alcalino-terreux. On conçoit, par conséquent, que l'action physiologique de ces eaux doit être aussi variable que leur composition.

Ainsi, il ne faut pas déduire directement l'action excitante des eaux sulfureuses de leur degré de sulfuration ; et ne pas oublier d'ailleurs que l'excitation peut aussi bien se produire par la température. Les sources les plus riches en sulfure de sodium ne sont pas les plus excitantes (Filhol), ce sont celles qui laissent dégager le plus d'acide sulfhydrique et qui se décomposent très facilement, telles que les sources Fontan et la grande source du modèle de la station d'Ax. Ces eaux très décomposables ont une action excitante, rapide, générale sur la peau, les poumons par l'hydrogène sulfuré qui se dégage ; mais leur action est peu durable ; elles blanchissent et, par la précipitation du soufre, elles perdent une partie de leur sulfuration et consécutivement de leur énergie. On aura recours à ces eaux toutes les fois que l'on voudra obtenir une excitation vive, mais peu durable.

Certaines sources, au contraire, bien que renfermant une aussi grande quantité de soufre, sont moins altérables et beaucoup mieux tolérées. Ces eaux stables seront utiles toutes les fois qu'il sera nécessaire de donner au sulfure le temps d'exercer son action d'une façon complète, par exemple dans les dermatoses, les plaies, les ulcères, les trajets fistuleux.

Enfin, les eaux dégénérées qui ont perdu à peu près tout leur sulfure, mais qui sont riches en sels alcalins, produisent sur l'économie une stimulation plus faible et plus douce ; on les emploiera si l'on recherche les effets de la médication alcaline. Ce caractère d'eaux modifiées ou dégénérées ne doit pas éveiller l'idée d'une infériorité thérapeutique. Ces eaux ont changé seulement de propriétés et en ont acquis de nouvelles et d'aussi précieuses. Il leur reste des matériaux d'une grande énergie, tels que le carbonate de soude. Une grande part de leur activité reviendrait au silicate et au chlorure de sodium (Filhol).

« Les eaux dégénérées, dit G. Astrié, ont une action douce faiblement stimulante, légèrement tonique, qui seule convient à certains tempéraments, à certaines fonctions morbides où domine la susceptibilité nerveuse. » D'après Gigot-Suard, par leur sulfuration faible et leur alcalinité prononcée, elles peuvent rendre de grands services dans le traitement des affections de la peau, et auraient une efficacité certaine dans les dartres humides sécrétantes.

En définitive, par l'ensemble des éléments qu'elles ren-

ferment et indépendamment de leur température, les eaux
sulfurées sodiques sont essentiellement excitantes. Elles
provoquent, mais non au même degré, une double excitation physiologique et pathologique, exagèrent les fonctions normales et les phénomènes morbides. Outre les symptômes généraux de stimulation du système nerveux et
de suractivité de la circulation qui s'accompagnent souvent d'un mouvement fébrile assez prononcé, de palpitations, de douleurs précordiales, il survient généralement
des furoncles, des éruptions cutanées dans le cours du
traitement thermal. Si l'on en juge d'après ces phénomènes de stimulation, la médication sulfureuse est très
excitante ; on circonscrit, en effet, ses applications aux
maladies où il s'agit de réveiller l'énergie vitale et de préférence aux tempéraments lymphatiques. Contrairement
à cette opinion des propriétés stimulantes des eaux sulfureuses, les observations faites par quelques médecins, et
entre autres par Lambron à Luchon, par Armieux à Barèges, par Doyon à Uriage, tendent à établir que ces eaux
sont sédatives. La sédation obtenue à l'aide des eaux
sulfureuses prises en boisson et en bains tempérés auprès
de certaines sources, au profit d'états morbides déterminés, est, en effet, incontestable. Quoi qu'il en soit, si
l'on envisage la médication sulfureuse exclusivement
d'après sa prédominance élective, l'action qu'elle exerce
sur la qualité des sécrétions ou des excrétions, soit dans
les membranes muqueuses, soit sur la peau, servira à la
caractériser (Le Bret).

Les eaux sulfureuses constituent un moyen thérapeutique énergique dont il est nécessaire de modérer l'emploi.
On se guidera dans le choix de la source sur la nature et

la période de l'affection, sur l'âge, le tempérament, les forces du malade. Il sera souvent nécessaire de préparer les malades par quelques bains à température modérée et à sulfuration faible avant de les adresser aux eaux très excitantes. « Car pour être salutaire l'excitation des eaux sulfureuses, a besoin d'être maintenue dans de justes limites ; lente, modérée, elle soulage, guérit des maladies anciennes ; trop forte, elle les exaspère et ranime des phlegmasies latentes. » (Patissier, *Rapport sur le service médical des établissements thermaux de France*, 1852.)

Quelques indications sur l'emploi des bains et des buvettes des établissements d'Ax nous paraissent nécessaires avant d'aborder l'étude des maladies qui sont tributaires de ces sources.

Dans l'établissement du Teich, la source Viguerie très sulfureuse produit des effets très excitants, même à la température de 33° à 34° centigrades ; l'eczéma localisé, le psoriasis, le pithyriasis, le lichen, les caries, les nécroses, les ankyloses se trouvent très bien de son emploi. Elle convient aux enfants scrofuleux.

Les bains de la section Astrié, à sulfuration plus faible, s'administrent à la température de 36° et 37° dans le rhumatisme et les névralgies.

Les bains de la section Boulié, alimentés par des eaux dégénérées, auraient une action sédative, calmante et tonique (Garrigou). Ces bains s'adressent aux rhumatismes récents, à la goutte, à la gravelle, aux névralgies, leucorrhées et engorgements du col utérin.

Les buvettes de cet établissement, alimentées par les deux sources Saint-Roch, la source Patissier et la source de l'eau Bleue, exigent dans leur emploi certaines précautions.

L'eau de la source Saint-Roch est excitante, elle s'administre à jeun à la dose d'un demi-verre à trois verres. « L'eau de Saint-Roch semble porter plus spécialement son action sur la muqueuse pulmonaire qui devient le siège d'une sorte d'irritation catarrhale, se traduisant par un surcroît de sécrétion bronchique, dont elle facilite l'expulsion (Auphan).

Les effets de l'eau de la buvette Patissier sont moins prononcés.

L'eau Bleue, sulfureuse dégénérée, est diurétique et aurait une action dissolvante incontestable des calculs urinaires (Auphan); on l'emploi dans la gravelle et la goutte. Cette eau, peu digestible, ne doit se prendre qu'à doses fractionnées.

Les sources de l'établissement du Couloubret sont, en général, moins excitantes que celles du Teich ; elles sont moins chaudes et plus chargées de matières organiques.

Les bains forts et les bains Filhol sont recommandés dans le rhumatisme ancien, les nécroses, les tumeurs blanches, les dartres invétérées.

Les bains Montmorency, complètement désulfurés, renferment une assez grande quantité de matière organique ; ils sont sédatifs.

La buvette Pilhes, très barégineuse, conserve bien son principe sulfureux ; elle est diurétique, stimulante, tonique. On retire de son emploi à la dose de deux à quatre verres d'excellents effets dans les affections chroniques dartreuses irritables et dans la bronchite chronique. Son emploi n'a jamais déterminé une trop grande excitation des organes pulmonaires.

L'eau dégénérée de la Canalette passe pour être très di-

gestive, elle est utilisée particulièrement dans les dyspepsies et gastralgies.

La source Fontan, de l'établissement Sicre, se décompose très rapidement et peut produire par le soufre qui
précipite et surtout par l'hydrogène sulfuré qui se dégage
des effets excitants rapides, généraux et locaux.

La buvette, petite sulfureuse, donne de très bons résultats dans la bronchite, les affections laryngées, la scrofule,
l'herpétisme, le rhumatisme, elle stimule doucement les
organes digestifs, la dose est d'un à quatre verres.

Enfin si l'on veut produire une excitation générale, soit
dans le rhumatisme, soit dans les affections dartreuses
réfractaires et dans certaines formes de catarrhe pulmonaire chronique, on emploiera les étuves en caisse, d'une
durée de dix à quinze minutes.

L'inhalation et le humage en séances très courtes dans
les bronchites, l'asthme, l'angine granuleuse.

Plusieurs auteurs ont traité d'une façon très remarquable de la thérapeutique des eaux d'Ax : Le Dr G. Astrié,
dans sa thèse inaugurale, en 1852; le Dr C. Alibert, inspecteur de ces thermes, en 1853; puis sont venues les études très appréciées du professeur Filhol, du Dr Félix Garrigou et de l'inspecteur actuel, le Dr Auphan.

M'inspirant de ces auteurs spéciaux, je vais donner un
résumé de toutes les affections qui sont tributaires des
bains d'Ax.

Les eaux sulfurées sodiques d'Ax s'adressent spécialement aux catarrhes des voies respiratoires et à la diathèse
herpétique qui réclament impérieusement la présence du
principe sulfureux.

Au contraire, les diathèses rhumatismale et scrofuleuse,

le lymphatisme, la chlorose, la syphilis, s'accommo-
dent en général de toutes les eaux minérales, aussi bien
que des sulfureuses ; mais ces dernières, grâce à leur température élevée et à leur qualité excitante, sont employées
dans ces affections avec des avantages réels.

Les eaux sulfureuses s'approprient encore à grand nombre d'affections, entre autres, les affections utérines, les
catarrhes urinaires, les affections chirurgicales pour lesquelles le traitement thermal, sous toutes les formes, est
généralement salutaire.

Maladies de la peau.

Les dermatoses abondent aux thermes d'Ax, et si parmi
toutes ces affections si variées de formes et de causes, un
certain nombre n'éprouvent aucune espèce d'amélioration,
d'autres, diverses formes d'eczéma, par exemple, se trouvent très bien de l'action de ces eaux minérales.

La chose importante dans le traitement des affections
cutanées est de rechercher si la maladie localisée est la manifestation d'un état diathésique qui a précédé son développement ou qui entretient sa durée, ou bien si elle est
survenue sous des influences accidentelles, des conditions
hygiéniques, de la malpropreté, de la mauvaise alimentation. Ces dernières n'ont pas, en effet, la durée ni le caractère de celles qui sont liées à un état constitutionnel. Les
indications curatives seront déduites du degré d'irritation
de la peau et de la période de l'éruption.

Les eaux d'Ax sont d'autant plus efficaces dans les maladies de la peau que l'état d'acuité a disparu. Les sources,
grâce à la variété de leur sulfuration, permettent d'ailleurs
de remplir toutes les indications.

Eczéma. — L'eczéma est à la fois une inflammation locale de la peau et la manifestation extérieure d'une disposition morbide générale. Les débilités, les enfants lymphatiques ou affaiblis par une nourriture insuffisante en sont particulièrement atteints.

Il est très important de bien saisir la médication qui convient à chaque période et à chacune des formes de cette affection. « Il ne faut envoyer prendre les eaux, dit le professeur Hardy, que les malades atteints d'eczéma, dont l'affection a perdu toute acuité et qui se prolonge au delà du terme habituel. La chronicité bien établie, la résistance aux moyens de traitement ordinaires, ou bien des récidives rapprochées, voilà les indications bien formelles de la médication par les eaux minérales. — Quant au choix de la source vers laquelle on dirigera le malade, la période à laquelle l'éruption est parvenue, la forme qu'elle revêt et l'état général du sujet devront être soigneusement consultés. » (*Nouveau dict. de méd. et de chir. pratiques, art. Eczéma.*)

Les antiphlogistiques locaux, les émollients suffisent à la première période de l'eczéma. A la deuxième période et vers la fin, quand la maladie est peu étendue et la sécrétion peu abondante, on pourra faire usage des eaux sulfureuses dégénérées, mais avec prudence et en choisissant les eaux tempérées et les moins minéralisées. La troisième période de l'eczéma permettra l'emploi des eaux sulfureuses plus énergiques. Les eaux sulfurées sodiques et arsenicales d'Husson en bains ou boissons conviennent surtout à cette période à cause de l'arsenic qu'elles renferment.

Ainsi les eaux sulfureuses qui ont perdu leur principe sulfureux sont indiquées à une température de 32 à 33°

a deuxième période, quand l'intensité de l'inflammation
locale et du suintement aura diminué dans l'eczéma vési-
culeux avec sécrétion plus ou moins abondante, dont la
sécrétion continue trop longtemps et dont les croûtes sont
renouvelées incessamment par de fréquentes poussées et
qui suit ainsi une marche chronique sans jamais arriver à la siccité complète. Les mêmes eaux peu chargées de
soufre seront aussi utiles dans les formes sèches, lichénoï-
des ou squameuses, dans l'eczéma des aisselles, des aines,
des parties génitales et de l'anus; elles modifieront par leur
alcalinité prononcée la quantité et la qualité de la transpiration, particulièrement chez les goutteux qui transpi-
rent facilement. Elles calment souvent les démangeaisons
persistantes de quelques eczémas, et sont encore indiquées
quand l'eczéma est associé aux névralgies et au rhumatisme. En somme, on doit avoir recours aux eaux sulfureuses dégénérées en choisissant les moins minéralisées et
les moins chaudes, toutes les fois qu'il faut éviter de provoquer du côté de la peau une excitation trop forte qui
augmenterait infailliblement la durée, l'intensité et l'étendue de l'affection.

Les eaux sulfurées sodiques à sulfuration élevée trouvent leur emploi dans la troisième période de l'eczéma.
Mais loin de s'adresser aux plus énergiques, à celles qui
sont trop excitantes, il est préférable de choisir les eaux
stables et parmi celles-ci les moins sulfurées; très souvent,
en effet, l'administration des eaux sulfureuses provoque
de violentes exacerbations, avive l'éruption, l'eczéma revêt
une forme aiguë et la guérison ne survient qu'après une
nouvelle poussée vers la peau. Quoi qu'il en soit les eaux
sulfurées sodiques, surtout celles d'Husson à cause de leur
arsenic, sont indiquées dans la forme sèche pithyriasique

de l'eczéma. Cette médication plus active est particulièrement efficace dans les formes impétigineuses de l'eczéma
des scrofuleux, chez les individus affaiblis ou lymphatiques ; et chez les malades atteints d'affections catarrhales
des muqueuses des voies aériennes coïncidant ou alternant
avec des éruptions eczémateuses.

Si l'eczéma est traité avec toute la prudence nécessaire
on obtiendra des succès réels. Voici d'ailleurs quelques
résultats recueillis par M. Auphan qui permettent de juger
dans quelles proportions l'eczéma chronique subaigu est
modifié ou guéri aux thermes d'Ax. Sur 38 cas, M. Auphan
compte 14 guérisons, 15 améliorations notables et 9 pour
lesquels le traitement a été sans influence.

Quant aux autres dermatoses, l'efficacité des eaux sulfureuses est nulle ou très contestable pour le plus grand
nombre.

Parmi les affections pustuleuses que l'on observe le plus
fréquemment à la station d'Ax, l'*acné* cède assez facilement. Mais l'*ecthyma*, la *mentagre*, le *porrigo*, l'*herpès*, le
sycosis sont peu modifiés ou sont très rebelles.

Quelques affections bulleuses, le *pemphigus*, le *rupia*,
par exemple se trouvent bien des eaux sulfureuses faibles.
Parmi les affections papuleuses le *prurigo* est plus rapidement guéri que le *lichen*.

Les dermatoses avec squasmes telles que le *psoriasis*,
l'icthyose, etc., n'éprouvent que des modifications à peu
près nulles.

Les docteurs Rolland et Gaspard Astrié sur 3,218 malades atteints de dermatoses diverses auraient obtenu au
moyen des eaux sulfureuses d'Ax 2,677 guérisons complè-
tes ou grande amélioration ; et 521 cas rebelles au traitement.

Affections des organes respiratoires.

La médication sulfureuse convient dans le cas d'irritation passive chronique des membranes muqueuses pha-
ryngienne bronchique et pulmonaire ; Par le soufre, l'hy ·
drogène sulfuré, elles ont une action topique spéciale qui
modifie la muqueuse, rend la sécrétion plus abondante,
plus diffluente et son expulsion plus facile ; de plus, en
produisant une amélioration dans l'état général, elles favorisent la régression de la lésion organique, si elle est possible.

On doit choisir d'une manière générale pour obtenir de
bons effets les sources d'activité moyenne qui sont employées en bains, boissons, inhalations ou douches laryngées.

Le Coryza chronique est guéri ou modifié assez
rapidèment par les irrigations nasales d'eaux moyennement sulfurées et tièdes.

La *pharyngite chronique* et la laryngite *catarrhale chronique* sont très bien amendées par l'emploi de ces eaux en
bains, boisson ou inhalation de vapeurs sulfureuses.

Bronchite chronique.—Chez les vieillards, les sujets scrofuleux, lymphatiques, chez les goutteux et les dartreux.
C'est, en effet, dans les catarrhes diathésiques se rattachant à l'herpétisme ou à la scrofule que les eaux sulfureuses rendent les meilleurs services d'après l'observation
du docteur Gustave Astrié.

Elles sont aptes à modifier la qualité et la quantité de la
sécrétion bronchique, dans la bronchite avec expectoration
fétide et abondante.

Asthme. — Les eaux sulfureuses contre-indiquées dans l'asthme sec sont employées au contraire avec succès, si l'élément catarrhal est prédominant et si l'asthme se complique d'emphysème. Mais il ne faut pas confondre avec l'asthme certaines dyspnées que l'on rencontre chez les emphysémateux, dans quelques catarrhes anciens et dans certaines maladies du cœur et des gros vaisseaux. L'influence hygiénique de la station ne doit pas être négligée ; dans l'asthme le poumon acquiert une extrême sensibilité aux variations atmosphériques. Si la domination de pres* sion réussit bien il faut encore que l'air soit assez dense pour que les malades n'éprouvent pas de gêne et une trop grande suractivité de la respiration. L'air pur et l'altitude moyenne de la station d'Ax conviennent très bien à ces malades. Ces conditions réunies à l'action spéciale de l'eau sulfureuse on voit rapidement diminuer les accès.

Phthisie. — En raison de l'influence qu'elles exercent sur les affections de l'appareil respiratoire, c'est surtout à la deuxième période de la phthisie pulmonaire que l'emploi des eaux sulfurées sodiques présente le plus d'avantages. C'est également aux formes torpides, indolentes, aux sujets lymphatiques, qu'elles s'appliquent le mieux (Le Bret). Il faut craindre toutefois l'apoplexie pulmonaire, les hémoptysies et ne donner que des eaux faiblement sulfurées.

Scrofule. — On n'est pas d'accord sur l'influence des eaux sulfureuses dans les scrofules. Bordeu, Anglada n'y croient pas ; Durand-Fardel attribue la guérison à des inuences hygiéniques, ainsi que le docteur Astrié qui s'exprime ainsi : « Les eaux sulfureuses ne guérissent pas les

« scrofules, comme les dartres, mais elles modifient heu-
« reusement l'ensemble de l'organisme et mettent le ma-
« lade en voie de guérison. » Cette opinion est celle de
M. Auphan. D'après lui les sources d'Ax n'ont pas d'action
directe sur la diathèse scrofule ; il les reconnaît même impuissantes dans les adénites strumeuses non suppurées,
ainsi que dans les lésions osseuses ou articulaires n'ayant
pas encore provoqué la suppuration.

C'est donc uniquement en tonifiant l'organisme et en modifiant profondément les conditions de vitalité que les eaux
d'Ax agissent.

La scrofule se partage comme médication les eaux chlorurées et les eaux sulfurées. Les chlorurées sont indiquées
lorsque domine l'état diathésique. Les sulfureuses, lorsque
c'est la dermatose qui paraît prédominante. Cependant. à
défaut des eaux chlorurées, les eaux fortes d'Ax ont, par
leur action franchement excitante, une action aussi efficace.

On peut distinguer à la scrofule trois périodes : une période d'incubation pendant laquelle elle grave ses caractères sur le tempérament ; très commune chez les enfants
elle est désignée sous le nom de lymphatisme ; c'est le pro-
drôme de la scrofule. A cette période les enfants peuvent
être rapidement reconstitués.

Cette première période, souvent accompagnée de gour-
mes diverses, d'engorgements ganglionnaires, est suivie
d'une période de localisation. La diathèse se localise dans
les ganglions, les muqueuses du nez, des yeux, de l'arrière-
gorge, du vagin, du col utérin, etc... Enfin, dans les os où
elle détermine des caries et nécroses et aboutit à la période
de suppuration.

Les eaux sulfureuses sont un puissant moyen contre le

lymphatisme des enfants ; et si elles sont à peu près impuissantes contre la scrofule localisée et confirmée, elles pourront dès le début enrayer sa marche progressive. Les eaux fortes dans ces deux premières périodes seront surtout très utiles en bains, boissons et douches. On choisira de préférence les sources Saint-Roch, Pilhes, petites sulfureuses pour les boissons. Les sources Viguerie, Fontan Pilhes ou bains forts en bain et douches.

Mais les eaux sulfureuses agiront avec une grande effi cacité dans le traitement de la scrofule ulcéreuse, dans les cas d'ulcérations, de trajet fistuleux, de suppurations abondantes : « elles abaissent et flétrissent les callosités d'ulcères fistuleux, facilitent la sortie du pus, le travail de la carie, l'élimination des séquestres, la fonte des masses tuberculeuses des os, dit C. Alibert » (I, p. 163).

Dans ces scrofules avec ulcération suppurative, M. Auphan donne des eaux faibles et alcalines à une température assez basse de 22° Cent. et des douches sans pression avec la même eau.

Le docteur Gustave Astrié assure que sur 2,832 manifestations de la scrofule, 2,310 malades ont été guéris ou améliorés ; 542 n'ont éprouvé aucun résultat.

M. Auphan dans son rapport à l'Académie de médecine, en 1868, donne sur les diverses manifestations scrofuleuses la statistique suivante : sur 657 malades il a obtenu 220 guérisons immédiates, 336 améliorations, 101 cas seulement ont été rebelles.

Ophthalmie scrofuleuse. — L'ophthalmie scrofuleuse avec ulcération de la cornée a été guérie par plusieurs cures successives. Si certains observateurs ont paru douter quelquefois de l'efficacité des eaux sulfureuses, c'est que beaucoup de malades n'ont pas continué le régime des eaux ou en ont détruit l'effet dans leur famille par l'absence de tout traitement et par le manque d'une bonne hygiène.

Les douches oculaires d'eau minérale ajoutées au traitement général ont donné d'excellents résultats. M. Bricheteau (in Ann de la Soc. méd. d'hydrologie de Paris, t. XIII, page 419) en a retracé avec soin les conditions et les règles. M. Doyon (in Ann. Soc. méd. d'hydrologie, t. XI p. 231) se loue aussi de cette pratique dans le traitement de cette affection.

Affection des os.

Ostéite scrofuleuse.— Les eaux à sulfuration élevée sont très efficaces dans les affections des os. Des cas de guérison absolue ou relative ont été signalés par une succession de médecins qui ont longtemps pratiqué et qui pratiquent encore à ces thermes ; entre autres l'inspecteur Auphan et Charles Mourié.

C'est probablement en vertu de la suractivité imprimée à la nutrition des tissus malades que les eaux sulfureuses agissent sur les os atteints d'ostéite et de nécrose.

Pendant le traitement, les phases par lesquelles passe l'ostéite consistent en une suppuration abondante, accompagnée et suivie d'une exfoliation nécrosique, puis vient l'issue des séquestres consécutive au travail inflammatoire qui amène le bourgeonnement et une cicatrisation définitive.

« On doit admettre, dit Lebret (p. 182), que la carie de la « partie spongieuse des os est aussi accessible à l'action des « eaux sulfurées que les parties compactes. »

Mal de Pott. — Qu'il tienne à la fois ou partiellement de l'altération de la substance celluleuse du corps des vertèbres ou bien de l'ulcération des corps intervertébraux, de l'infiltration tuberculeuse du tissu osseux, ou encore d'une arthrite intervertébrale, il est évident que le dégré de simplicité ou de peu d'étendue de l'ostéite qui lui appartient permettra mieux au traitement par les eaux sulfureuses fortes de l'arrêter dans ses progrès. De nombreuses observations, recueillies à Ax particulièrement, en font foi.

Mais pour obtenir, en même temps que la restauration des forces, l'amendement progressif de l'inflammation locale, le traitement de ces affections devra être prolongé plusieurs années.

M. Auphan, dans un rapport lu à l'Académie par M. Poggiale en 1880, assure que les affections osseuses, telles que l'ostéite scrofuleuse, le mal de Pott, les périostites, les nécroses, les tumeurs blanches, les luxations spontanées, guérissent à Ax dans la proportion de 24 sur 87 après 3 ou 4 ans de traitement.

Affections des articulations.

Arthrite chronique. — La médication sulfureuse sert par-dessus tout à combattre l'inflammation intra-capsulaire qui caractérise l'arthrite sèche et semble l'attribut de la coxalgie rhumatismale des adultes. L'arthrite avec épanchements et corps étrangers n'est pas modifiée par les eaux sulfureuses. Si elle est accompagnée de carie, nécroses, fongus, tubercules, chez des individus atteints de diathèse strumeuse, elle ne sera modifiée qu'après de longues années (Alibert).

Le traitement aura un double effet : une action résolutive locale pouvant favoriser la résorption des dépôts plastiques ; il reconstituera en même temps l'économie par la restauration des forces générales.

Coxalgie. — Le degré de la maladie est à prendre en considération. La coxalgie chez les enfants guérit bien, au début, quand il n'existe encore que de la douleur à la pression ou aux mouvements et que l'attitude vicieuse du membre n'est pas très accusée ; elle est plus rebelle ou devient incurable plus tard. La coxalgie confirmée exige, en effet, un traitement longtemps prolongé. Dans tous les cas, il faut que l'énergie du bain soit calculée sur la force générale que présente le sujet.

La médication sulfureuse ne doit être considérée que comme auxiliaire dans le but de modifier particulièrement l'arrêt de nutrition qu'entraîne l'incapacité de la marche.

D'autre part, si l'inflammation a envahi la jointure et qu'il s'agisse de la seconde période de la tumeur blanche avec toutes les conséquences de la synovite et de l'ostéite, forme grave et bien accusée de scrofule des os et des articulations, et si dans cette ostéite articulaire il n'y a pas un degré d'altération trop profond des tissus et que l'état constitutionnel le permette, les eaux sulfureuses seront indiquées ; mais leur usage sera surveillé.

Ankyloses. — Certaines ankyloses consécutives à la tumeur blanche ou à des plaies des articulations ne sont pas modifiées par les eaux sulfureuses. L'ankylose par contention d'appareils se trouve très bien de douches froides, qui en même temps qu'elles excitent la circulation capillaire et la sécrétion de synovie, activent l'absorption organique et la nutrition et rendent aux tissus leur souplesse, leur élasticité ; aux musles leur contractilité.

Entorses. — A la suite d'entorses ou de luxations, les articulations restent quelquefois douloureuses et gonflées. Les eaux sulfureuses les plus fortes font justice de ces entorses et ramènent rapidement la souplesse et la force, surtout si elles sont accompagnées d'une gymnastique bien comprise.

Lésions traumatiques. — On peut soigner à Ax avec de grands avantages les accidents éloignés des fractures, des luxations, des blessures par armes de guerre, qui intéressent presque toujours plusieurs tissus à la fois.

Les *cicatrices* avec gêne de mouvement; les *paralysies partielles*, limitées avec ou sans atrophie, disparaissent très difficilement. Il en est de même des *atrophies*, des *rétractions musculaires* ou *aponévrotiques* et tendineuses; des *roideurs* ou *douleurs des membres;* des *plaies non fermées* par suite de la présence d'un corps étranger et surtout de portion d'os nécrosé dans l'intérieur des tissus.

Douleur des cals. — Les douches chaudes d'eau sulfureuse donneront de bons résultats dans les douleurs des cals d'origine névralgique; mais il ne faudra pas confondre ces douleurs avec les douleurs vagues qui sont l'indice d'une ostéite commençante; ni avec les douleurs liées à une diathèse syphilitique qui réclament un traitement spécial.

Ulcères. — La vieille réputation faite depuis les temps les plus reculés aux eaux d'Ax de guérir les vieux ulcères paraît être justifiée. Les ulcères développés sur la surface cutanée qui ne relèvent pas de la syphilis ou du cancer se cicatrisent rapidement par l'usage des eaux les moins chaudes et les moins sulfurées. De ce nombre sont l'ulcère simple, l'ulcère calleux, les ulcères provenant de vieilles blesssures, de plaies par armes à feu ou d'autres causes traumatiques.

Du rhumatisme. — Les eaux d'Ax sont efficaces dans cette douloureuse affection par leur température et les pro ∙ priétés irritantes du principe sulfureux. Le bain, les douches, les étuves sont généralement administrés dans cette maladie; mais les indications dans l'emploi de ces moyens sont souvent délicates à remplir. Le choix des eaux et de la température doit être fait suivant les malades et la maladie.

Si le rhumatisme est de date récente, il faut user avec prudence des bains à sulfuration et à température modérée. Mais on s'abstiendra toujours s'il existe une complication inflammatoire. Plus tard, on pourra employer des bains plus sulfureux et même les étuves seront indiquées.

Dans le rhumatisme articulaire, les douleurs, d'abord aggravées par l'emploi des eaux, diminuent peu à peu pour disparaître quelquefois complètement; il y a toujours une amélioration durable (Auphan). Le rhumatisme musculaire guérit, mais seulement quand il est récent.

Les diathèses et les états morbides qui compliquent le rhumatisme font aussi varier le traitement. Ainsi, s'il s'agit d'un individu lymphatique ou scrofuleux, on aura recours aux sources les plus énergiques. Chez les rhumatisants névropathiques nerveux et irritables et même chez les pléthoriques, on aura recours aux eaux faiblement minéralisées. Chez les goutteux, on choisira les eaux les plus alcalines.

En résumé, que le rhumatisme soit musculaire, nerveux, viscéral, articulaire, localisé ou généralisé, ou encore caractérisé par des névralgies ou des paralysies, même avec atrophie musculaire, si toutes ces lésions ne sont ni trop avancées ni trop étendues pour qu'il y ait rétraction, contracture ou difformité sur les articulations, le bain, l'étuve et la boisson amèneront le soulagement progressif ou la guérison.

Atrophie musculaire progressive. — Les bains sulfureux procurent des améliorations positives quand cette affection est due au rhumatisme. Ils rendent quelque force au malade et font disparaître les phénomènes douloureux.

Lumbago. — Les cas de guérison du lumbago sont assez nombreux, mais à la condition d'employer une température de 33° à 34° centigrades.

Sur 3584 cas de rhumatismes divers traités à Ax, en dix-neuf ans, par les Drs Rolland et Gaspard Astrié, il a été obtenu 3057 guérisons ou améliorations considérables et 527 insuccès.

L'inspecteur Auphan, sur 155 cas constate 59 guérisons, 73 améliorations, 23 aggravations (*Rapport de Poggiale à l'Académie de méd.* 1880).

La goutte ou diathèse urique est modifiée par la cure thermale alcaline ; les eaux sulfureuses fortes ne conviennent pas. Mais la diathèse n'est détruite ni pas l'eau minérale qui atténue, arrête la marche, modère les manifestations, ni par les effets puissants combinés du climat, du genre de vie et des habitudes ; ce n'est qu'après de longues années et par exception qu'on a la guérison (Auphan — Rapport de Poggiale 1880 à l'Acad. de méd.). Si quelques cas, ou du moins quelques manifestations de cette maladie (engorgements articulaires persistants œdémateux) sont influencés favorablement par quelques saisons, on ne saurait recommander ces eaux ; d'une manière générale on utilisera cependant avec avantage les effets diurétiques et lithontriptiques des sources bleues du Teichau Gourguette du Couloubret.

Sous l'action de ces mêmes eaux les malades atteints de
néphrite calculeuse rendent une quantité notable de sable
et même des graviers d'un certain volume. On retirera encore de bons effets de leur emploi dans la *cystite chronique
simple.*

Maladies des voies digestives. — Les eaux sulfureuses
faibles peuvent être utiles dans l'*embarras gastrique* chronique, survenant après la disparition de dermatoses, ou
existant avec un état de lymphatisme ou de scrofule caractérisé, il en est de mêmedes dyspepsies, de l'atonie du tube
digestif, etc.

Maladies de l'utérus. — La métrite chronique, le catarrhe utérin, les leucorrhées vaginales, si souvent liées à la
scrofule et aux dermatoses, se trouvent très bien de l'emploi des eaux sulfureuses.

La métrite à forme torpide (Desnos), qui supporte sans
accidents les médications les plus énergiques, se confond
sous le rapport du traitement hydro-minéral avec celui
des métrites simples et des métrites compliquées de diathèses scrofuleuses qui réclament les eaux les plus fortes.

Métrites compliquées de névralgies et de paralysies. —
Nous verrons que les névralgies réflexes sont plus efficacement traitées à Ussat. Mais s'il s'agit de névralgies
d'une ou plusieurs branches du crural ou du sciatique qui
sont le plus souvent occasionnées par des déplacements
avec engorgements ou par de la pelvi-péritonite, ou par un
phlegmon péri-utérin, il faut avoir recours aux eaux énergiques afin de provoquer la résolution des produits inflammatoires qui causent ces compressions (Desnos). Les paralysies par compression qui compliquent parfois la métrite

Bonnans.   11

ne doivent pas être confondues avec lesparalysies hystériques, car elles réclament un traitement tout différent,
le même d'ailleurs que les névralgies de même ordre.

*Métrite compliquée de scrofule, de lymphatisme et de
phthisie.* — La métrite qui se développe chez une scrofuleuse devient en général rebelle à la thérapeutique et
affecte la forme torpide dont nous avons parlé. Elle réclame l'emploi des eaux sulfureuses les plus excitantes.

Métrite compliquée de diathèse herpétique. — Il faut chercher la physionomie clinique de l'herpétisme utérin dans
l'ensemble de la constitution, dans les antécédents, dans
l'existence antérieure ou concomitante de dartres cutanées, de prurit vulvaire, dans l'abondance et les qualités
irritantes du catarrhe utérin et vaginal, dans l'intensité
des retentissements et des troubles nerveux, dans la prédominance des viscéralgies (Desnos). A cette forme les eaux
sulfureuses faibles ou dégénérées conviendront particulièrement.

Nous n'avons eu l'intention de parler ici que des formes
de métrites justifiables des eaux sulfureuses. Nous com-
plèterons dans les autres stations, à Ussat particulièrement, les indications auxquelles peuvent donner lieu la
métrite et ses diverses formes.

Dysménorrhée membraneuse. — Qu'il nous suffise de
signaler un point important du traitement de cette affection ; si les eaux d'Ussat sont efficaces aux sujets pléthoriques, les eaux moyennement sulfureuses doivent être pres-
crites sans hésitation, de préférence à toutes autres aux
personnes lymphatiques et scrofuleuses.

Aménorrhée torpide. — L'absence de menstruation ou la
suppression complète, incomplète ou prolongée des règles
est très rare par elle-même ; elle est souvent le résultat de

la chloro-anémie et de la scrofule ; c'est un retard des fonctions génitales que l'on combattra avantageusement par les eaux sulfureuses fortes et les eaux ferrugineuses.

Leucorrhée. — Les causes de la leuchorrée vaginale ou utéro-vaginale sont la chloro-anémie, les troubles dyspeptiques, toutes les causes de débilitation de l'organisme, les cachexies diverses et surtout la diathèse scrofuleuse et l'herpétisme. Les sulfureuses, associées aux eaux ferrugineuses, sont indiquées.

Les mêmes indications s'adressent à la leucorrhée des petites filles, presque toujours le résultat d'une vulvite provoquée parfois par un défaut de soins suffisants et entretenue par la scrofule ou le lymphatisme.

On emploiera des bains et des irrigations qui ont l'avantage de nettoyer les surfaces, de neutraliser l'acidité du liquide utéro-vaginal, de faire périr les organismes inférieurs qui pullulent dans ce produit de sécrétion et jouent le rôle de ferment pour transformer le mucus alcalin de la cavité utérine en pus vaginal acide (Gubler).

Ménopause. — Il se produit souvent à cette période d'involution une série de phénomènes qui rappellent ceux de la chlorose de la puberté ; c'est la *chlorose d'involution* (Desnos). Le nervosisme, les névralgies protéiformes, les troubles dyspeptiques, les troubles de la circulation utérine ou générale, métrorrhagie, congestions, bouffées de chaleur à la face, céphalalgie ; tel est, à peu près, l'ensemble de ces phénomènes. On fera usage des sulfureuses dégénérées, et s'il y a prédominance de chlorose et des métrorrhagies, les ferrugineuses sulfatées pourront rendre des services.

Chlorose, chloro-anémie, débilité. — Les eaux sulfureuses sont indiquées quand il y a une faiblesse organique

générale à la suite de longues maladies, de pertes de sang
considérables ; elles le sont au même titre chez les sujets
débilités par une croissance rapide, chez les adolescents,
les jeunes filles chlorotiques, les constitutions lymphatiques. La source ferrugineuse qui jaillit non loin de la
ville peut être utilisée concuremment avec la médication
sulfureuse.

M. Durand-Fardel fait remarquer que les eaux sulfureuses ont une aussi grande part au traitement de la chlorose que les ferrugineuses. Mais l'usage des eaux ferrugineuses associé à la médication sulfureuse et accompagné
de l'ensemble des moyens hygiéniques que présentent les
stations des régions montagneuses est un agent de reconstitution des plus efficaces.

Les chlorotiques sont en effet traitées à Ax avec succès.
M. Auphan signale sur 58 cas de chloro-anémie, 26 guéri-
sons et 29 améliorations (Rapport de Poggiale, 1880,
Acad. de Méd.)

Syphilis. Cachexie mercurielle. — On ne doit pas considérer la médication sulfureuse comme une médication an-
tisyphilitique. Les eaux sulfureuses ne guérissent pas la
vérole, mais par leur usage, associé au traitement spécial,
on peut obtenir une amélioration prononcée. Bordeu les
avait jugées nuisibles, et formellement contre-indiquées
dans la période aiguë. Les syphilides secondaires érosives,
ou papulo-érosives des muqueuses ne subissent, en effet,
aucune modification de l'action topique des eaux sulfureuses (Sénac-Lagrange). Mais ces eaux sont néanmoins
d'une grande utilité dans le traitement de cette affection.
« Je crois, dit M. le professeur Fournier, à l'utilité des
eaux sulfureuses comme agents toniques, reconstituants,

surtout dans les cas de syphilis à forme asthénique, ou de syphilis se compliquant de lymphatisme et de scrofule ; je crois aussi qu'elles peuvent rendre d'incontestables services en facilitant la tolérance de fortes cures mercurielles dans le cas où il y a lieu de demander au mercure toute l'intensité d'action dont il est capable. »

D'autre part, le savant syphilographe s'élève contre cette prétendue faculté que l'on accordait aux eaux sulfureuses de déceler et de faire sortir la vérole chez les syphilitiques non guéris. « Eh bien! ai-je besoin de le dire? Cette prétendue (*action révélatrice*) des thermes sulfureux est bien loin d'être ce que l'on suppose bénévolement. Il s'en faut de beaucoup qu'elle (*dévoile l'inconnu*) suivant l'expression consacrée et qu'elle nous fournisse de la sorte un critérium de guérison ou de non guérison de la syphilis..... Elles peuvent bien, sans doute, vu leur action excitante, irritante sur la peau, déterminer des éruptions spécifiques chez les sujets en puissance de syphilis, mais cette action n'a rien de constant. » (Fournier, p. 144.)

Grâce aux eaux sulfureuses, les sels mercuriels s'élimineraient plus facilement et l'intoxication mercurielle serait évitée suivant l'opinion de Gustave Astrié. Pour ce médecin les composés mercuriels rendus plus solubles par les sulfures et surtout par les sulfites et les hyposulfites, s'élimineraient plutôt par la surface cutanée que par la bouche et le tube digestif, et la salivation mercurielle n'apparaîtrait pas.

Toutefois, ce qui est certain jusqu'à présent, c'est que les eaux sulfureuses agissent dans le traitement de l'intoxication mercurielle et la cachexie syphilitique par la réaction énergique qu'elles impriment aux fonctions émonctoires et à l'économie.

Le choix des sources n'est pas indifférent; si l'on donne du mercure, en même temps, on choisira des eaux peu minéralisées ; dans les cachexies les eaux les plus fortes seront indiquées.

L'histoire thérapeutique des autres stations sulfureuses, Carcanières et Husson est encore à faire ; d'ailleurs à cause de leur analogie de composition avec les eaux d'Ax, il est permis de penser que la plupart des affections traitées à Ax, sont justifiables des bains de Carcanières.

Cependant Husson mérite une mention spéciale. Avant que le public médical s'intéressât à ces sources elles avaient reçu depuis longtemps la consécration des habitants des localités voisines par les cures qui s'étaient produites. Ce sont les malades eux-mêmes qui ont été les initiateurs de ces thermes ; ce sont eux qui ont donné à une des deux sources le nom expressif de *fontaine des plaies*, justifiant ainsi les nombreuses cures obtenues sur de vieilles blessures ou des ulcères; c'èst la seule eau franchement arsenicale que possède l'Ariège ; nul doute que cet arsenic ne soit un des éléments des cures obtenues. Mais jusqu'à présent les observations sont trop peu nombreuses pour asseoir un jugement.

Les sources de Mérens et Saliens ne sont pas utilisées. Quelques habitants se baignent quelquefois dans le lit même du ruisseau, qui a été creusé dans ce but.

Aston. Quelle serait la valeur thérapeutique de cette source ? Trop peu d'observations ne permettent pas de lui assigner un rang à cet égard. Il ressort de quelques faits qu'elle est très digestible. Sous son influence on sent l'appétit augmenter, elle est très diurétique. Elle paraît être utile dans les dyspepsies et les affections légères de la vessie. La thérapeutique de cette source est encore à étudier.

CHAPITRE IV.

Ces sources sont assez nombreuses dans le département de l'Ariège; les seules utilisées dans des établissements assez considérables sont celles d'Aulus et d'Audinac.

Action physiologique et thérapeutique des eaux sulfatées calciques d'Aulus.

D'après le Dr Alricq : « 1° Les eaux d'Aulus sont laxatives ou purgatives, suivant la dose à laquelle on les administre ; elles sont en outre diurétiques et dépuratives.

« 2° Elles ont une action excitante générale sur le système nerveux ganglionnaire et spéciale sur le système de la veine porte.

« 3° En régularisant la circulation veineuse abdominale elles ont une influence favorable sur les divers troubles morbides symptomatiques d'un trouble de cette circulation : hémorrhoïdes, constipation, dyspepsie, engorgements du foie et de la rate, hypochondrie. »

Les eaux d'Aulus ont une action spéciale sur tous ou presque tous les appareils glandulaires de l'organisme. Ces eaux excitent la sécrétion des glandes salivaires, la sécrétion du suc gastrique, de la bile, des glandes et follicules de l'intestin ainsi que la sécrétion rénale.

En excitant ainsi l'activité fonctionnelle des glandes sécrétoires, les eaux d'Aulus favorisent l'absorption et la désassimilation, activent les échanges et amènent un ac-

croissement de vitalité de tous les appareils de la vie de
nutrition. Cette action excitante générale se traduit par
l'augmentation remarquable de l'appétit et la facilité plus
grande des digestions.

Les substances minérales que ces eaux renferment agissent en activant les phénomènes de nutrition. Les sels neutres facilitent l'oxygénation du sang. A la faveur des com-
bustions devenues plus actives dans les tissus, la dénutri-
tion s'effectue plus rapidement. C'est évidemment cette
propriété de l'eau contenant diverses substances minérales
et des sels alcalins ou alcalino-terreux dilués dans une
grande quantité d'eau, qui joue le rôle le plus important;
c'est à elle que sont dus les effets dépuratifs incontestables
de l'eau d'Aulus.

L'action diluante du sang, de la bile, de l'urine par l'introduction de ces eaux dans le torrent circulatoire, a pour
effet de modifier la composition des liquides et de diluer
les principes qui s'y trouvent en dissolution. Par suite l'é-
limination par l'organe cutané, les reins, ou les instestins
devient plus active et plus facile, et le sang peut se dépouil-
ler de vieux levains diathésiques qui sommeillaient dans
l'organisme.

L'eau ingérée à petite dose modifie peu la pression intra-
vasculaire et n'a qu'une faible action sur la sécrétion biliaire; mais à haute dose l'eau et les substances salines
dissoutes sont absorbées dans tout le tube digestif, mais
surtout par les capillaires de l'intestin grêle et du gros intestin et se rend vite au foie par la veine porte et, de là, dans
la circulation générale; elle augmente la pression sanguine
et produit ses effets sur le foie et sur les autres organes.

Cette eau entraîne par les urines les produits azotés et
les substances minérales en quantité supérieure à la nor-

male. Il y a donc stimulation des fonctions végétatives et action par plusieurs voies sur la sécrétion biliaire.

Le rôle de l'eau est donc important, puisque après son ingestion il y a augmentation de bile sécrétée. Toute modification de pression sanguine amène des modifications correspondantes dans la sécrétion biliaire ; on a donc par l'eau : 1° une suractivité sécrétoire ; 2° une diminution de la densité de la bile ; 3° une diminution de consistance. La bile est devenue plus fluide. (Caulet, *action des sels de chaux et de magnésie sur l'économie, in annales de la Soc. méd. d'hydrologie.*)

C'est ainsi que les eaux minérales d'Aulus, capables de diluer la bile épaissie par des mucosités catarrhales, par des magmas de biliverdine, par des paillettes de cholestérine, seront utilement employées pour combattre la lithiase biliaire. — Les causes de l'épaississement de la bile sont, un manque d'eau, l'adjonction à la bile de la sécrétion muqueuse de la vésicule, la précipitation de la matière colorante sous forme pâteuse et la formation de cholestérine sous forme cristalline. Les effets laxatifs de l'eau minérale venant s'ajouter aux effets déjà mentionnés, il en résulte une stimulation plus marquée encore des canaux biliaires et de la glande elle-même. Les substances minérales et particulièrement les sels de chaux et de magnésie que ces eaux entraînent, ont, en effet, une double action ; la première expulsive en facilitant l'excrétion de la bile par excitation tonique de l'appareil excréteur et une action laxative. Ainsi ces laxatifs salins même très dilués agissent physiologiquement et physiquement, de manière à diluer la bile, à augmenter sa sécrétion, à faciliter son excrétion et par suite sont aptes à décongestionner la glande et à faire disparaître les engorgements chroniques inflammatoires.

D'autre part, les eaux d'Aulus comme toutes les eaux légèrement salines sont très diurétiques et, à ce titre, dégagent les matières cristallines rénales, et les poudres briquetées sont rendues abondamment. On sait que l'eau en général, est le plus puissant lithontriptique ; or, l'eau d'Aulus se digère très facilement. M. Bordes-Pagès à pu en faire boire des quantités considérables, pour opérer par les urines une sorte de lavage continuel. Quelques minutes suffisent pour que l'eau soit absorbée et portée dans le torrent circulatoire, et l'on retrouve dans l'urine la même quantité de sulfate de chaux renfermée dans l'eau minérale (Alricq), défalcation faite des sulfates qui se trouvent dans l'urine normale. Il serait intéressant de savoir, dit M. Alricq, si cette non-assimilation du sulfate de chaux est aussi le propre des autres sels ou principes que cette eau renferme.

L'action diurétique est en raison inverse de leur action purgative. Quand les selles sont nombreuses et abondantes, l'effet diurétique diminue et réciproquement (Alricq). Les urines subissent des changements, quant à leur couleur, à leur densité (l'acide urique en excès ne tarde pas à disparaître).

Les effets purgatifs des eaux d'Aulus sont évidents. Il n'est pas indifférent à des gens qui boivent de l'eau très pure de boire de l'eau saturée de sulfate de chaux avec sels de magnésie et chlorure de sodium. Le sulfate de chaux malgré son peu de solubilité est purgatif. Le chlorure de sodium est aussi laxatif ; ces différents sels associés, agissent plus énergiquement que s'ils étaient isolés, et purgent, bien qu'ils se trouvent très délayés dans ces eaux minérales par l'excitation directe des glandes qu'ils provoquent en s'éliminant à travers leurs tissus.

Les eaux d'Aulus sont laxatives ou purgatives, suivant la dose à laquelle on les administre. Leur action purgative est douce, sans dégoût, sans fatigue de l'appareil digestif. Ainsi, de 2 à 4 verres, elles sont laxatives, de 6 et quelquefois 8 et 10 verres, elles ont un effet purgatif. En général, leur action ne se produit que le deuxième ou troisième jour. Cet effet, purgatif ou laxatif, ne se soutient pas généralement au même degré pendant la cure (Alriq), si l'on veut le maintenir, il faut augmenter la dose progressivement. Il arrive quelquefois, que les plus petites doses produisent des effets inattendus.

L'usage des eaux d'Aulus, active les fonctions de la peau et cet effet est d'autant plus marqué, qu'elles déterminent moins la diurèse et la purgation. Leur excitation modérée, provoque très rarement la fièvre thermale et la poussée qui sont regardées à Aulus, comme des complications et non comme des accidents heureux.

Les bains à Aulus, dit M. Alricq, ont une action tonique et sédative tout à la fois, qui trouve son indication dans presque toutes les maladies chroniques, sauf la goutte et les dartres humides. En modifiant la vitalité de la peau, ils ont une action très favorable sur les affections cutanées à forme sèche et squameuse.

Effets thérapeutiques des eaux d'Aulus.

M. le D$_r$ Bordes Pagès, inspecteur des eaux d'Aulus, a signalé dans plusieurs rapports l'efficacité de ces eaux et dans son dernier ouvrage, résumant une pratique de près de 30 ans, il les conseille dans les affections suivantes :

1° Les désordres divers des voies digestives.

2° Les maladies de la peau.

3° La chlorose et l'anémie.

4° La gravelle, la goutte et le rhumatisme.

5° Les névroses et les paralysies.

6° Les affections syphilitiques.

7° Cas divers.

Cependant, le champ thérapeutique des eaux d'Aulus, n'est pas encore exactement déterminé. Leurs indications ne sont pas encore nettement formulées. Sans doute on sait qu'à titre de médication dépurative, elles influencent favorablement sur les diverses affections constitutionnelles, que leur action diurétique et purgative les recommande contre les états morbides tributaires de ces médications; mais on le sait d'une façon par trop générale (Alricq).

Nous savons par ce qui précède, que les eaux d'Aulus sont purgatives, diurétiques, qu'elles ont une action réelle sur les sécrétions glandulaires et qu'à ces titres, elles constituent des eaux puissamment dépuratives.

Les effets purgatifs de l'eau minérale, trouveront leur indication, dans les désordres de l'appareil digestif.

On comprend que des eaux qui purgent doucement, d'une manière journalière et sans irriter, dissipent la parésie intestinale, augmentent l'appétit et rétablissent le cours des fonctions. M. Bordes Pagès, a remarqué que les purgations réitérées, n'amènent pas à leur suite de constipation. Ainsi, d'après ce docteur, les dyspepsies et constipations et autres dérangements des voies digestives, sont-elles toujours améliorées ou guéries. (Laboulbène, rapp. à l'Acad. de méd.)

La *dyspepsie*, qu'elle soit sous la dépendance d'une disposition constitutionnelle, rhumatisme, dartre, syphilis ou qu'elle soit due à la pléthore, à un excès d'alimentation ou à bien d'autres causes, est généralement guérie par l'emploi des eaux d'Aulus.

Il en est de même de la constipation, surtout si elle dépend d'une atonie intestinale, par diminution de la sécrétion biliaire.

Dans les *engorgements du foie simple*, la muqueuse des canaux biliaires congestionnée, est couverte d'un mucus épais, qui est un obstacle au cours régulier du liquide biliaire, qui s'accumule dans la vésicule, le canal hépatique et le foie, d'où production d'ictère, épaississement de la bile, dépôt de sa matière colorante. Voilà pourquoi la fluidification que les eaux d'Aulus amènent, est éminemment favorable dans ce cas.

La cirrhose hypertrophique et l'ictère, se trouvent aussi très bien du traitement hydrominéral, soit à Aulus soit à Audinac.

Lithiase biliaire. — Les calculs biliaires se rencontrent très souvent chez la femme et la constipation étant pour ainsi dire l'état habituel, l'indication d'eaux laxatives d'Aulus est évidente.

L'action diurétique persistante des eaux d'Aulus, rend compte de leurs bons effets contre la goutte.

Herpétisme. — Dans diverses maladies de la peau à forme sèche et squameuse, on obtient des améliorations et des guérisons, qui s'expliquent par les évacuations abondantes intestinales et urinaires, et la plus grande vitalité de la peau.

Chlorose et anémie. — On obtient encore de bons effets des eaux d'Aulus dans la chlorose; ces effets s'expliquent par le fer qu'elles renferment.

Dans la *pléthore et les hydropisies* qui n'ont pas de tendance à se généraliser l'action diurétique de ces eaux, unie à l'action purgative, expliquent leurs bons effets.

Dysménorrhée congestive. — Cette forme de dysménorrhée, appelée aussi inflammatoire, pléthorique, sanguine, vasculaire, est caractérisée par des symptômes de conjectures, se manifestant dans l'appareil génital ou vers d'autres organes et par diverses altérations du sang, telles que la pléthore et l'anémie. Les eaux minérales d'Aulus et d'Audinac, par leurs effets de purgation douce et continue, seront efficaces. Les grands bains tièdes seront aussi indiqués. S'il y a atonie des organes génitaux, les douches froides et les bains de siège froids à eau courante ou dormante de quelques minutes, seront très utilisés.

Syphilis. — Grâce à ses effets dépuratifs, l'eau d'Aulus a une action d'une incontestable efficacité dans les accidents tertiaires de la syphilis ; on n'a qu'à lire une publication spéciale de M. Bordes-Pagès pour que le doute ne soit plus permis.

Voici d'ailleurs deux observations d'une authenticité prouvée.

En 1823 les eaux étaient inconnues ; un détachement de troupes campait dans le village ; c'était au moment de la guerre d'Espagne ; l'officier qui commandait le détachement était en proie à une affection tertiaire qui avait résisté aux traitements les plus réguliers. Le hasard l'engagea à boire les eaux d'Aulus ; en même temps, il fit creuser dans le ruisseau même une espèce de trou dans lequel il se baignait. Au bout de quelques jours les douleurs ostéocopes disparurent, le sommeil revint, l'appétit fut meilleur ; des nécroses, des ulcères se cicatrisèrent ; il fit part au Dr Seintein, praticien de St-Girons, de ce fait. Ce docteur fut étonné ; il engagea le malade à continuer le traitement et le vit complètement guéri dans l'espace de deux mois. Telle fut la découverte des eaux d'Aulus. (Des eaux d'Aulus, par le Dr Seintein.)

Je tiens le second fait de mon père. Il donnait depuis longtemps des soins à une femme de Suc (canton de Vicdessos), qui, infectée par son mari, fut le consulter avec tout le cortège des accidents tertiaires : le voile du palais rouge, la voûte palatine perforée, les os propres du nez nécrosés, l'os de la pommette à gauche en partie détruit ; mon père soumit cette femme à tous les traitements possibles pendant plus de six mois et le mal s'aggravait toujours. Il lui conseilla alors les eaux d'Aulus, dont elle était peu éloignée ; elle but, se baigna, et, un mois et demi après, il la revit parfaitement guérie.

Ainsi, devant des faits nombreux recueillis par des médecins instruits et consciencieux, le doute n'est plus permis. Voici ce que dit à ce propos M. Bordes-Pagès (1874) : « Dans le cas de syphilis constitutionnelle rebelle et invétérée, qu'elle fut ou non associée à des lésions scrofuleuses, dartreuses, goutteuses ou rhumatismales; soit qu'elle se manifestât par des symptômes extérieurs (roséole, plaques, pustules, ulcères) ; soit qu'elle attaquât les parties profondes (exostoses, caries, douleurs ostéocopes, tumeurs gommeuses, sécrétions viscérales perverties), les eaux d'Aulus ont été d'une rare efficacité (1874). »

Dans toutes les manifestations secondaires que M. Bordes-Pagès a observées et dans lesquelles il a prescrit l'usage des eaux, il a toujours constaté, sinon une guérison complète, du moins une amélioration très remarquable, après un espace de temps variant de dix à vingt-cinq jours.

Ce médecin considère les eaux d'Aulus comme un moyen
éliminateur et dépuratif des plus puissants dans la syphilis. Qu'on doive d'ailleurs cette amélioration à l'effet dépuratif ou tonique des eaux, ou à l'action spécifique de quelques-uns des principes qu'elles renferment, elle n'en existe
pas moins.

Ce qu'il y a de particulier aux eaux d'Aulus, c'est que
les purgations, les sécrétions urineuses, la dépuration en
un mot qu'elles provoquent se fait chaque jour d'une manière incessante et sans la moindre secousse. Ni l'estomac,
ni l'intestin ne sont fatigués, et les digestions au lieu
d'être troublées n'en deviennent que plus actives, en sorte
que tout en chassant du corps les anciens virus, il arrive
que le sang, au moyen d'une nourriture mieux élaborée,
se trouve refait et rajeuni et qu'il s'opère une sorte de rénovation des humeurs et des tissus.

M. Bordes-Pagès, sur 50 cas de syphilis rebelle aux
traitements, aurait obtenu 50 améliorotions.

Les eaux d'Aulus, d'Audinac, en un mot toutes les eaux
sulfatées calciques, ont la réputation d'être fébrifuges ; et
l'on peut s'expliquer pourquoi les fièvres intermittentes,
qui étaient liées à un dérangement des fonctions digestives, à des affections du foie, etc., pourront disparaître
sous l'influence de l'action dérivative que ces eaux exercent sur l'appareil gastro-intestinal.

Audinac.

On ne connaît, sur les eaux d'Audinac, que de rares
écrits. Nous n'avons à mentionner qu'une notice du Dr Lakanal, un travail plus étendue du Dr Seintein et les publi-

cations plus récentes du Dr Dubuc. Comme les eaux d'Aulus, les eaux d'Audinac sont diurétiques et purgatives à
dose plus élevée et reconstituante par le fer qu'elles renferment; elles sont de digestion facile. Mais ces eaux n'ont
aucun caractère physiologique bien tranché, ni de mode
d'action thérapeutique bien caractérisé. Ce qui a été dit
pour Aulus se rapporte très bien à ces sources, qui ont à
peu près la même composition. Les affections qui peuvent
se traiter à Aulus peuvent aussi bien se traiter à Audinac.
Nous signalerons, toutefois, les affections qui peuvent se
bien trouver de l'usage de ces eaux.

Ces eaux, notablement sulfatées calciques et ferrugineuses, peuvent être employées :

Dans le lymphatisme, la chloro-anémie, les débilitations
à la suite d'hémorrhagies ou d'affections chroniques ;

Les engorgements du foie, l'ictère chronique, les troubles de la sécrétion biliaire qui n'ont pas pour cause une
lésion organique; l'hypertrophie du foie et de la rate consécutive aux fièvres paludéennes.

Ces eaux agissent bien dans les affections de l'estomac ;
elles excitent l'appétit, favorisent la digestion. La dyspepsie, la constipation céderont facilement à l'usage de ces
eaux, prises aux repas pures ou avec du vin. L'ascite au
début se trouvera bien de leur emploi.

Dans les affections utérines, la métrite chronique, surtout si elle est compliquée de dyspepsie et de lithiase biliaire, comme il arrive assez souvent, ou encore si l'affection utérine est liée à un état anémique, à une surexcitation nerveuse générale; les eaux d'Audinac agiront favorablement, en modifiant la nutrition, contre les accidents
hépathiques et contre la lésion utérine et pourront atté-
nuer l'éréthisme général et les phénomènes douloureux

du côté du foie et de la matrice, surtout à la suite de coliques récentes.—Dans l'aménorrhée et la dysménorrhée conges- tive et particulièrement dans la dysménorrhée des femmes arrivées à l'âge critique chez lesquelles il existe des bouffées de chaleur, des étourdissements si fréquents et si gênants, on peut très utilement les employer à dose purgative.

Les eaux d'Audinac sont encore recommandées dans les affections atoniques des voies urinaires, la leucorrhée.

En définitive, dans les maladies que nous venons de signaler, les eaux d'Audinac donnent de bons résultats qui constituent un bon témoignage en faveur de cette sta- tion. Les conditions de climat sont très favorables au trai- tement. Les eaux s'administrent dans un établissement assez bien installé en bains, dont l'eau est préalablement chauffée, en douches et en boisson. On boit principalement de l'eau de la source Louise le matin à jeun, de quart d'heure en quart d'heure, à la dose de quatre à huit verres ou bien aux repas pure ou avec du vin.

CHAPITRE V

GROUPE DES EAUX BICARBONATÉES CALCIQUES
USSAT, FONCIRGUE.

Ussat.

Action physiologique et thérapeutique des eaux minérales d'Ussat.

Une longue succession de savantes observations ont assigné à ces eaux le rang qui leur est dû. Les Pilhes, les Chaptal, les Viguerie posèrent dès le commencement du siècle les premières assises de la thérapeutique d'Ussat et leurs successeurs ont continué l'œuvre en ajoutant à l'édifice le contingent de leurs observations.

Par leur minéralisation les eaux d'Ussat seraient classées au rang des eaux indifférentes, si leur antique réputation, leur action incontestée sur l'organisme ne protestaient en leur faveur. Ces expressions d'eaux *indifférentes*, d'eaux *indéterminées* (Durand-Fardel), d'eaux *thermales simples* (Labat), ne s'adressent qu'à la constitution chimique de ces eaux faiblement minéralisées et dans lesquelles aucun élément minéralisateur ne l'emporte notablement sur les autres : elles n'impliquent en aucune façon l'idée d'une infériorité thérapeutique ; leurs attributions sont seulement différentes de celles qui appartiennent à des eaux à minéralisation supérieure. « L'usage des eaux indifférentes, dit M. Desnos, lorsqu'elles sont opportunément appliquées, peut fournir des succès qu'on demanderait en vain dans des cas déterminés à des sources de minéralisation plus puissante et de type chimique mieux caractérisé ».

Les eaux d'Ussat ne renferment aucun principe prédominant actif. Les phénomènes d'excitation et de sédation que ces eaux déterminent sont dûs surtout à la température élevée ou basse des bains et aux sels alcalins et magnésiens (carbonate de chaux, de soude, sulfate de chaux et de magnésie) que l'analyse a révélés dans ces eaux.

Leur action stimulante sur la peau, sur le système nerveux et sur le cœur ne se fait sentir que faiblement. Elles produisent sur la peau une sensation particulière de douceur et d'onctuosité ; cette sensation, attribuée par les uns à la présence de sels à réaction alcaline, par d'autres à la substance azotée en dissolution, disparaît dans les bains chauds.

L'action physiologique des bains d'Ussat se fait sentir

dès les premiers jours de l'immersion par une excitation
légère, des fourmillements à la peau, des poussées érythémateuses, de l'insomnie, un peu de céphalagie. Un fait
physiologique assez général, c'est le retour prématuré des
règles, mais ce fait est commun à d'autres eaux minérales.

L'état morbide à Ussat ne se modifie guère que vers le
vingtième bain.

Le bain et les douches sont le seul mode d'administation
des eaux d'Ussat ; le bain est l'élément capital et son
action est différente, suivant le degré de la température et
suivant la durée. Les eaux au grand établissement peuvent être administrées à une température qui varie de 30°
à 37°. C'est à cette température, qui se rapproche sensiblement de celle du corps humain, que les eaux d'Ussat doivent leur action de sédation prononcée sur le système nerveux et sont, à ce titre, merveilleuses dans les affections
nerveuses. Le choix de la température est donc très important.«C'est dans le choix des températures, dit Potassier,
que consiste le secret des guérisons obtenues ». A Ussat,
c'est dans les bains à 36 et 35° centigrades qu'on baigne
les névralgies sciatiques et en général toutes les névralgies.
Les douches à jet direct sur le point douloureux sont en
général très utiles ; on les varie de force et d'énergie suivant l'indication.

Les bains chauds sont encore indiqués contre la dysménorrhée ; dans cette affection il y a avantage de baigner
les malades pendant la sécrétion menstruelle ; sous leur
influence on voit les douleurs, les tranchées utérines céder
après dix à quinze minutes d'immersion. Cette affection si
douloureuse chez les jeunes filles et même chez des femmes
mariées se guérit très bien aux eaux d'Ussat.

Les températures de 33° à 35° centigrades conviennent

aux affections nerveuses et aux phlegmasies chroniques abdominales. Le résultat médiat et final de cette balnéation tempérée, c'est que l'éréthisme nerveux s'apaise et les phlegmasies chroniques tendent d'une manière graduelle et constante vers leur entière résolution.

Le bain tiède prolongé au delà de quarante-cinq minutes réglementaires, deux heures et même trois heures, peut être utile dans certains cas, notamment dans la chorée et les plegmasies chroniques abdominales ; il en est de même de la double balnéation.

Les douches générales par la révulsion qu'elles exercent à la périphérie sont en général celles qui offrent le plus d'avantages et le moins d'inconvénients. Il faut prendre garde qu'elles ne provoquent une réaction générale fébrile ou nerveuse trop intense.

Les douches locales, surtout celles qui viennent frapper l'hypogastre, réclament la plus grande réserve, la plus active surveillance au point de vue de leur durée, température, volume, puissance de la chute ; elles doivent être très faibles et de courte durée.

Les *douches vaginales* réclament encore plus de soin, les douches ascendantes ne doivent être administrées qu'avec de faibles chutes, vu l'irritabilité de l'utérus. Mieux vaut s'en tenir aux irrigations de huit à dix minutes de durée faites dans le bain.

L'action de la cure doit être secondée par quelques règles hygiéniques dont l'oubli peut expliquer souvent l'insuccès des eaux thermales ; se couvrir assez à la sortie des cabinets, ne pas se baigner le corps étant en transpiration et s'il y a le plus léger mouvement fébrile.

Les bains d'Ussat agissent sur la plupart des phlegmasies chroniques, et surtout comme par une espèce d'élec-

tion sur le système générateur de la femme. On calcule ordinairement que la moitié des malades qui fréquentent
Ussat y viennent pour des affections de cet organe, et ce
seul fait témoigne de l'efficacité de ces eaux, constatée par
des hommes savants et consciencieux, les Drs Pilhes,
Chrestien, Viguerie, Dieulafoy, des observateurs plus modernes, les Drs Vergé, Ourgaud, Blondin et le Dr Bonnans.

Les eaux calciques d'Ussat sont, en effet, une de celles où
l'on cultive avec le plus de soin le traitement des maladies
des femmes. Elles empruntent une appropriation spéciale
à ce genre d'affection, au nombre considérable de leurs
sources à température graduée, à leur remarquable aménagement.

Aussi la station d'Ussat est-elle une de celles qui peuvent fournir à la clinique thermale gynécologique un des
plus sérieux contingents d'observations utiles. (Desnos.)

Affections utérines. — Quelques mots seront nécessaires
avant d'aborder le traitement de ces affections. Il existe
une relation entre certaines affections utérines et les diathèses ; mais il en existe sans diathèse. Les affections qui
se développent dans un organisme indemne de maladies
constitutionnelles ou de diathèses sont généralement bor-
nées aux lésions fonctionnelles, aménorrhée ou dysménorrhée, aux hémorrhagies, à la congestion et à l'engorgement.
Mais s'il y a diathèse, la métrite chronique se développe,
au lieu de l'engorgement simple ; il y a altération de tex-
ture de l'utérus et les ulcérations du col, les hypertrophies,
les polypes, etc., ne sont pas rares. Dans le premier cas,
les eaux d'Ussat donnent de bons résultats, souvent dans
un temps très court. Il n'en est pas de même dans le se-

cond ; ici l'emploi des eaux peut, en modifiantl'état général, favoriser la guérison, mais l'action est lente et incertaine.

Dysménorrhée. — La dysménorrhée, d'origine nerveuse, se rencontre chez les jeunes filles nerveuses, hystériques et chloro-anémiques. A cette variété, conviennent les grands bains tempérés de 30° à 33° centigrades prolongés, surtout si la malade est très excitable et éprouve des douleurs lombaires et hypogastriques, témoignant d'une certaine irritabilité de l'utérus.

Dans la *congestion utérine* et la *métrorrhagie* d'origine nerveuse, les bains froids sont recommandés.

Métrite chronique. — Les conditions essentielles de succès, c'est que la métrite soit passée à l'état chronique, et tout au plus sujette à quelques recrudescences subaiguës. Il n'est point désirable cependant que la maladie remonte à une époque éloignée, ce qui constitue une chance défavorable.

La métrite s'accompagne d'une foule de désordres fonctionnels, dont les principaux sont des menstruations irrégulières et flux leucorrhéiques abondants. Si cet état n'exclut pas la possibilité de la conception, il est cause de fausses couches fréquentes, dont la congestion de l'utérus semble être la principale cause ; d'un autre côté, si la métrite se trouve liée, comme cause ou effet, à des déviations, des relâchements de l'utérus, il existe alors quelques désordres particuliers, des douleurs profondes et persistantes à l'hypogastre et au sacrum, avec sentiment de pesanteur et un état symptomatique des voies digestives, de la dyspepsie. Des désordres nerveux coïncident souvent avec des maladies de l'utérus ; il n'est pas rare, en effet, de voir des crises hystériques les plus violentes liées à l'existence de la métrite.

Les bains tempérés sont seuls employés dans la métrite simple ; les douches ne conviennent pas.

Il en est de même dans la métrite irritable (Desnos) des femmes à tempérament nerveux. Cette forme de métrite chronique s'accompagne de symptômes spéciaux, douleurs continues ou s'exaspérant à l'époque des règles, hémorrhagies, névralgies, variées, accidents nerveux.

Lorsque la métrite se complique de dyspepsie, et que les symptômes gastro-entéralgiques sont très douloureux, les eaux d'Ussat sont encore administrées avec bénéfice.

Contre l'engorgement avec ulcération du col, l'irrigation, pendant le bain, donne de bons résultats ; les douches sont formellement contre-indiquées.

Mais si le col est induré, dur sous la pression du doigt, qu'il existe ou non des granulations, la douche, d'une durée de sept à dix minutes, trouve son indication.

Dans les prolapsus et les déviations, les bains à basse température, les douches froides sont généralement employés avec succès.

Dans la *leucorrhée* utérine chronique indolore et atone, les douches ascendantes peuvent donner de bons résultats; on doit avoir recours à la douche fraîche, qui doit être d'une température graduée, d'après la susceptibilité et l'impressionnabilité des patientes. Ce jet doit être modéré et arrêté quand il provoque de la douleur. Il faut, d'ailleurs, s'en abstenir toutes les fois qu'il existe une sensibilité exagérée dans le canal génital.

La *vaginite chronique* rarement isolée de toute lésion de l'utérus est le plus souvent liée à un état dyscrasique particulier. Elle réclame des températures basses, des douches vaginales, mieux l'irrigation dans le bain.

La *stérilité* que les eaux d'Ussat avaient la réputation de guérir ne peut plus être acceptée que comme une conse-.

quence de lésions matérielles du système génital ou de conditions générales de l'économie assez nettement déterminées. Le traitement hydro-minéral en détruisant les causes peut mettre un terme à la stérilité.

Maladies du système nerveux. — Quelques troubles des centres nerveux trouvent dans l'action sédative des eaux d'Ussat un puissant modificateur.

Le traitement hydro-minéral est doué de vertus effectives contre ce groupe de manifestations nerveuses, vagues, disséminées qu'on désigne sous le nom de vapeurs, d'état nerveux, de nervosisme, d'hystéricisme, se traduisant par des viscéralgies variées et fugaces, des bizarreries de caractère; mais les eaux d'Ussat sont à peu près impuissantes contre hystérie caractérisée : dans quelques cas cependant leur administration a donné de bons résultats. Les températures chaudes réussissent beaucoup mieux que les bains froids. L'hystérie donne parfois au nombre de ses symptômes ou même comme unique manifestation une paralysie de siège et de physionomie variable mais qui revêt volontiers la forme de paraplégie. Ces *paraplégies hystériques* guérissent généralement à Ussat.

Chorée. — Mon père a recueilli à Ussat les observations de 80 choréiques. Sur 69 : 62 avaient de 7 à 14 ans, 7 de 16 à 51 ans; il y avait 32 filles et 30 garçons malades tous depuis plus de 6 mois. Sur 56 malades, les mouvements convulsifs étaient généraux; à l'exception de 3 sur 80, tous les malades ont guéri. La moyenne du traitement a été de 30 à 40 bains à 30° centigrades et une douzaine de douches froides périphériques.

On peut dire que la guérison de cette affection au moyen des eaux d'Ussat est la règle et les insuccès l'exception.

On traite encore à Ussat, avec égal succès, les névralgies par les hautes températures, la dyspepsie, l'atonie gastro-intestinale, la gastrite chronique, etc., quelques affections des voies urinaires. Mais le rhumatisme articulaire, les scrofules, le rachitisme, les lésions du cœur, les hydropisies sont des contre-indications formelles du traitement par les eaux minérales d'Ussat.

FONCIRGUE.

Les sources bicarbonatées calciques de Foncirgue avaient autrefois une grande vogue. Elles se sont, en effet, signalées et elles se signalent tous les jours par des cures remarquables dans les désordres variés du tube digestif. Il n'est pas de médecin de l'Ariège qui n'ait quelque bonne cure à signaler : d'après le docteur Jolieu, dans une brochure sur cette source, nourrie d'un grand nombre de faits les plus probants, ces eaux sont très efficaces, dans la gastrite l'entérite, les gastralgies, les affections du foie et d'autres cas divers. Ces eaux sont très diurétiques.

Les praticiens qui envoient les malades à cette source confirment les assertions du docteur Jolieu, et son opuscule doit être lu avec fruit.

Le docteur Ourgaud, l'éminent praticien de Pamiers, envoyait tous les ans un bon contingent de malades à Foncirgue ; lui-même en avait usé largement. Encore aujourd'hui de nombreux malades s'y rendent à chaque saison et s'en trouvent très bien.

Les eaux de Foncirgue s'administrent en boisson, en bains et douches, mais la boisson est l'élément principal de la cure.

CHAPITRE VI.

GROUPE DES EAUX CHLORURÉES SODIQUES,

Camarade. — Source des Andreaux.

Les sources chlorurées sodiques, que l'on rencontre dans l'Ariège, n'ont aucun usage thérapeutique. Je me borne à les citer sans m'étendre et j'exprime mes regrets de ne point voir ces eaux employées dans certaines maladies, particulièrement la scrofule.

CHAPITRE VII.

GROUPE DES EAUX FERRUGINÉUSES.

L'Ariège renferme, sur divers points du département, de nombreuses sources ferrugineuses ; on ne trouverait pas un canton du département qui ne possède la sienne. Elles n'alimentent aucun établissement, mais elles sont partout utiles.

« Les rapports que les eaux minérales ferrugineuses pri-
« ses sur place ont avec l'économie fait que leur vertu
« martiale se communique mieux à la masse du sang et
« qu'elles guérissent les malades plus efficacement que
« ne peuvent faire toutes les préparations de Mars, les
« plus vantées en chimie. » (Cit. de Sydenham, trad. Jault,
t. II, p. 101.)

Leur rôle se résume en leur propriété d'agents hémato-
gènes et, par suite, d'excitateur de la nutrition (Rabuteau).
Je n'insiste pas sur leur vertu thérapeutique.

TROISIÈME PARTIE.

Il nous a semblé utile de faire suivre la description qui précède de quelques observations générales qui seront comme un coup d'œil d'ensemble jeté sur les stations thermales de l'Ariège.

Les eaux minérales, dont le département de l'Ariège est largement doté, embrassent un cadre étendu d'indications thérapeutiques et suffisent à peu près pour satisfaire à toutes les indications de la médication thermale. Mais leur emploi ne doit pas être uniquement considéré comme un moyen curatif puissant des maladies chroniques, il doit être surtout regardé comme une excellente ressource hygiénique et, à titre de remède préventif, comme un moyen précieux d'agir sur la santé publique. Il importe par conséquent de prendre en sérieuse considération les services que peuvent rendre, tout au moins, aux populations voisines ces sources minérales qui constituent déjà un élément de prospérité et de richesse dans le pays où elles émergent ; aussi est-il urgent de donner à cette importante branche de l'art de guérir, tout le développement et le perfectionnement qu'elle mérite.

Si quelques-unes de nos stations, Ax, Ussat, Aulus possèdent actuellement tout ce que l'art exige sous le double rapport de l'hygiène et de la thérapeutique, d'autres stations, telles que Carcanières, Husson, Foncirgue, sont encore bien loin de ce degré de perfection et restent dans un état d'infériorité regrettable. On ne saurait trop se hâter de prendre toutes les mesures propres à sauver de l'abandon et de l'oubli ces petits établissements précieux à plus d'un titre.

Les thermes d'Ax sont les plus importants de l'Ariège, autant par l'énorme abondance de leur source, leur variété, que par leur incontestable utilité.

La moyenne des étrangers qui fréquentent cette station est de 5,000; la moyenne des malades est de 2,000; sur ce nombre, on compte environ 400 indigents. Ainsi, en 1865, le nombre des malades payant a été de 2,124 et de 241 gratuits. Ax possède un hôpital.

Les eaux d'Ussat sont bien connues et bien fréquentées. Ces thermes sont parmi les plus précieux de l'Ariège; la France ne possède pas des eaux analogues, et il faut aller dans le duché de Nassau trouver Schlangenbad, dont la composition chimique diffère peu de celle d'Ussat, mais où s'y traitent absolument les mêmes affections. « Ces bains, au point de vue de l'installation, ont atteint le plus haut degré de perfection qu'il est possible de leur donner (Dieulafoy de Toulouse). » Cependant quelques améliorations restent à faire. Je signalerai entre autres l'installation d'une salle d'attente; par les temps de pluie et pour les malades qui attendent l'heure de leur bain ou qui en sortent, elle serait bien préférable au péristyle ouvert à tous les vents.

En 1858, le nombre des malades venus à Ussat a été de 1,018, dont 211 gratuits. La durée du séjour est de 20 jours en moyenne.

En 1859, on a compté 1203 dont 286 gratuits.

En 1865, le nombre des malades s'eleva à 1615 dont 324 indigents.

En 1862, il ne vient à ces thermes que 670 dont 30 gratuits.

En 1867, le chiffre s'éleva à 1922 dont 346 indigents.

Depuis, le nombre des malades a augmenté dans une proportion notable. On voit que le nombre des indigents qui viennent à cette station est relativement considérable. Le plus grand nombre est reçu dans un hôpital, succursale de l'hôpital de Pamiers.

Les sources d'Aulus se rapprochent beaucoup des eaux de Contrexeville et de Sermaize. Ce n'est qu'en 1823 que le hasard révéla aux malades une autre source qui devait dans quelques années acquérir une grande réputation. Ce pays désert et sauvage il y a cinquante-huit ans, est aujourd'hui une de nos belles stations de l'Ariège ; le nombre des malades et visiteurs dépasse 4,000, et ce chiffre ne tend qu'à s'accroître. La durée du séjour est de 15 jours en moyenne.

En 1864, le nombre des malades fut de 1,400 dont 35 gratuits.

En 1874, il vint à ces thermes 2,000 malades payants, et on y reçut 50 indigents seulement. Aulus n'a pas d'hôpital.

L'établissement d'Audinac est connu et apprécié depuis longtemps, mais n'a pas pris le développement qu'aurait mérité les qualités reconnues de ses eaux.

En 1865, le nombre des malades qui fréquentèrent ces thermes fut de 950 dont 20 gratuits, et en 1875 de 1,000 dont 37 gratuits. La durée du séjour est de 15 jours ; il n'y pas d'hôpital.

L'assistance publique pour l'emploi des eaux pour les indigents laisse beaucoup à désirer à Audinac et à Aulus.

A Carcanières les eaux alimentent deux établissements

thermaux , pourvus de cabinets de bains, de douches et
de buvettes ; peu fréquentées des malades malgré l'excel-
lence bien reconnue de leurs eaux riches en sulfure de sodium.

En 1864 le nombre des malades fut de 410 dont 30 indigents ; en 1865, de 344 dont 30 gratuits.

Le difficile accès de cette station, l'absence de routes
carrossables fait qu'à peine quelques habitants du voisinage de l'Aude et de l'Ariège s'y rendent en petit nombre,
d'ailleurs le site est sauvage sans être pittoresque. Les baigneurs habitués à un certain comfort ne trouvent pas toujours sur les lieux les ressources qu'ils ont l'habitude de
trouver dans les grandes stations.

De belles routes, la refonte des établissements, l'appel
du bien être pourraient attirer un jour de plus nombreux
baigneurs car la réputation des eaux n'est plus à faire.

Un petit établissement thermal a été créé depuis peu à
Husson. Quand de larges voies pourront rendre l'accès de
ces eaux faciles aux malades, cette station rendra de grands
services par la nature de ses sources et l'arsenic qu'elles
contiennent.

FONCIRGUE. — Ce n'est pas de nos jours que ces eaux et
leurs vertus se sont revélées au monde médical ; déjà dans
le 18ᵉ siècle, elles avaient de la notoriété, soit auprès des
médecins, soit auprès des malades : déjà leur réputation
était faite dans l'Ariège et les départements voisins, l'Aude,
la Haute-Garonne. En 1800, le Dʳ Gabriel Fau, dans un
de ses écrits vanta, s'appuyant sur des faits d'expérience,
l'action thérapeutique de cette source. A la même époque,
les Dʳˢ Fises et Venel, de Montpellier, des médecins de
Toulouse, de l'Aude, le Dʳ Belloc, d'Agen, préconisèrent

les eaux de Foucirgue et prêchèrent d'exemple en allant eux-même boire à la source.

Les temps sont bien changés, et comme bien d'autres choses, Foncirgue a eu sa grandeur et sa décadence, et semble aujourd'hui tomber dans un discrédit immérité.

Ainsi, on voit que certaines de nos stations sont dans un état d'infériorité regrettable, auquel il est nécessaire de remédier. De plus, le service des indigents n'est pas fait aussi largement qu'il devrait l'être, particulièrement dans les stations où, comme à Ax, l'abondance des sources permettrait de faire participer, à peu de frais, un plus grand nombre de malades, au bénéfice de leurs propriétés bienfaisantes.

Bonnans.

13

CONCLUSIONS.

I. Le département de l'Ariège possède un grand nombre de sources minérales, géologiquement et chimiquement groupées en deux types distincts : l'un où prédominent la base alcaline et les hautes températures; l'autre caractérisé par la prédominance de la base calcaire et les basses températures. On y trouve des eaux sulfurées sodiques, sulfatées calciques, bicarbonatéescalciques et magnésiennes, chlorurées sodiques, ferrugineuses sulfatées, carbonatées et crénatées. Beaucoup ne sont pas utilisées, et les analyses et les recherches sont encore à faire, afin de connaître leur composition et leur valeur thérapeutique.

Les sources minérales qui sont utilisées dans les diverses stations du département et dont l'étude est à peu près complète, sont par ordre d'importance : Ax, Ussat, Aulus, Audinac, Foncirgue, Usson, Carcanières, Seintein, Saint-Quitterie de Tarascon et un assez grand nombre de sources ferrugineuses, qui sont utilisées par les habitants des localités voisines.

II. Les eaux minérales sont toutes excitantes; mais l'excitation qu'elles provoquent se manifeste à des degrés différents. Cette action excitante est suivie d'une action tonique et reconstituante. Il faut tenir compte, dans les effets obtenus, non seulement de la composition de l'eau, mais encore du mode d'administration et de l'influence|de la localité thermale. La température joue le premier rôle dans le bain, l'agrégat minéral est avec l'eau, l'agent le plus important des eaux minérales prises en boisson.

En général, les eaux minérales ne doivent être considé-

rées que comme un adjuvant utile, pour consolider la guérison dans un grand nombre d'affections chroniques. Leur
emploi sera surtout utile comme moyen préventif, dans les
diathèses non encore confirmées, comme dans l'enfance,
pour imprimer à l'organisme une stimulation salutaire par
laquelle il pourra dominer le mal ou arrêter son développement.

L'examen de l'affection, l'état du malade, devra déterminer le choix de la station d'après la composition de ses
sources et d'après les avantages climatologiques qu'elle
présente.

Le choix de la saison, comme la durée du bain et la durée du traitement hydrominéral ne peuvent être fixés que
par le médecin d'après la nature, la gravité de la maladie
et d'après la puissance de l'eau minérale.

En général, on devra s'abstenir de ces agents thérapeutiques dans presque toutes les affections aiguës et particulièrement dans les lésions organiques du cœur.

On doit être très prudent dans l'administration d'eaux,
même très faibles, dans les premiers temps de la grossesse.

On devra même cesser le traitement dès l'apparition
des règles et attendre, pour le reprendre, que la période
dangereuse, qui est celle du début de la menstruation,
soit passée.

Les affections qui se trouvent le mieux des eaux sulfureuses d'Ax, Usson et Carcanières sont certaines affections
de la peau, l'eczéma, par exemple, mais il faut agir avec
prudence et avoir recours aux eaux les plus faibles. Les
maladies des voies respiratoires, le rhumatisme, la scrofule, les affections des os, les cachexies syphilitique, mercurielle et saturnine.

Ussat rendra particulièrement de grands services dans la

plupart des affections utérines et des maladies nerveuses (chorée, hystérie, etc.).

La syphilis tertiaire, la lithiase biliaire, la constipation et quelques affections de l'appareil digestif, se trouveront bien des eaux d'Aulus.

A Audinac, les affections de l'appareil digestif, la chlorose, certains troubles de la menstruation, etc.

A Foncirgue, les dyspepsies, etc.

L'anémie, la chlorose, le débilité organique, le rachitisme et la scrofule et le lymphatisme des enfants se trouveraient bien, non seulement des eaux ferrugineuses, mais particulièrement des eaux chlorurées sodiques.

Il faut, en définitive, que l'action médicale soit nette, définie dans chaque station et qu'elle soit mise à l'abri non seulement des exagérations de l'enthousiasme, du dénigrement ou de l'envie, mais encore de l'esprit de système par des guérisons authentiques et comparables.

III. Les médecins ou les inspecteurs des stations devraient, avec beaucoup de soin, dresser une statistique des maladies soignées chaque année et conserver les observations bien prises des plus intéressantes d'entre elles. L'autorité des inspecteurs doit veiller à tout ce qui concerne le bien-être et la santé des malades, tels que l'hygiène des localités, les soins publics, etc., et surtout à ce que le captage, l'aménagement des sources ne laisse rien à désirer.

L'installation de piscines pour l'assistance publique simplifierait le service dans les stations.

Le traitement dans les établissements devrait être gratuit pour les indigents et les enfants ; l'enfant malade surtout, que le pays réclamera plus tard, a plus directement droit à sa bienveillance.

BIBLIOGRAPHIE.

Un Aperçu géologique sur le bassin de l'Ariège, par F. Garrigou, 1865.

— Bulletin géologique de France, 1865.

— Bulletin géologique, 1re série, 1873 — et t. XXII, 2e série, 1864-65.

J. François. — Aperçu sur la géologie de l'Arriège, avril 1841.

Esquisse géognostique de la vallée de l'Ariège, par A. Leymerie. Bulletin géologique de France, t. XX.

Étude géologique des eaux de Luchon, d'Ax et d'Olette, par MM. Daubrée, Garrigou et Martin, 29 août 1864. (A l'Institut.)

Lecoq. — Recherches sur les eaux thermales et sur le rôle qu'elles ont rempli à diverses époques géologiques, Paris, 1839.

Carte géologique et minéralogique de l'Ariège, avec texte explicatif, par M. Mussy, ingénieur des mines, Foix, 1870.

Lecoq. — Eaux minérales considérées dans leur rapport avec la chimie et la géologie, Paris, 1864.

Bouis (Jules). — Des eaux sulfureuses des Pyrénées.

Théorie de la formation des eaux sulfureuses chaudes, par le Dr F. Garrigou, lu à l'Académie de médecine le 26 mai 1868.

Leymerie. — Mémoires de l'Académie des sciences, inscriptions et belles-lettres de Toulouse, 3e série, t. V.

Sainte-Claire-Deville (Ch.). — Comptes rendus de l'Institut, t. XXXV.

Durand-Fardel, Lebret, J. Lefort, J. François. — Dict. des eaux minérales, Paris, 1860.

Le Bret. — Étude de clinique thermale. (Thèse inaugurale 1851.)

Baudimont. — Théorie de la formation des eaux minérales, 1850.

Bordes-Pagès. — Rapport sur l'histoire et la thérapeutique des eaux d'Aulus, Toulouse, 1849.

— Du traitement des maladies syphilitiques par les eaux minérales d'Aulus, 1874.

Essai clinique sur l'action des eaux thermales sulfureuses de Luchon dans le traitement des accidents consécutifs de la syphilis, par le docteur Marc Pégot, 1854.

Bordeu. — Précis d'observations sur les eaux de Barèges et les autres eaux minérales du Bigorre et du Béarn, Paris, 1769.

Carrerre. — Traité des eaux minérales du Roussillon, 1756.

Durand-Fardel. — Traité thérapeutique des eaux minérales de la France, Paris, 1857.

Herpin. — Études médicales et statistiques sur les principales sources d'eaux minérales de France, Paris, 1856.

Mougin-Montrol. – Précis pratique sur les eaux de Bourbonne, Langres, 1802.

Chenu. — Essai sur les eaux minérales, Béziers, 1836.

Patissier. — Rapport sur les eaux minérales naturelles, années 1838-39, Paris, 1841.

— Nouvelles recherches sur l'action thérapeutique des eaux minérales et sur leur mode d'application dans les maladies chroniques, Paris, 1835.

Étude sur le système thermal actuel en France, thèse de doctorat par Jean Terrals, Paris, 1874.

Figuier et Mialhe. — Examen comparatif des principales eaux minérales salines d'Allemagne et de France.

Rabuteau. — Recherches sur l'absorption cutanée. Gazette hebdomadaire, 1869.

Oré. — Nouvelles recherches sur l'action physiologique des bains. Gazette médicale, 1865.

Lebret. — Manuel médical des eaux minérales, 1874.

Garrigou (Félix). — Rapport sur Ax, Usson à l'Académie de médecine, 1878.

Wurtz. — Dictionnaire de chimie.

Gubler. — Traité hydriatique des maladies chroniques.

Brière de Boismont. — Emploi des bains prolongés dans la folie et la manie, 1847.

Patissier. — Des eaux minérales considérées au point de vue de l'Assistance publique. Bulletin de l'Académie de médecine, tome XV, p. 117.

Escallier. — De la réforme à introduire dans l'étude des eaux minérales.

Gigot-Suard. — Climat sous le rapport hygiénique et médical.

Seintein. — Des eaux minérales d'Audinac considérées sous le rapport thérapeutique. Trois mémoires, Foix, 1840 ; Foix, 1842 ; Toulouse, 1846.

François, Filhol et Seintein — Bains d'Audinac (Ariège), par Saint-Girons. Notice sur le nouvel établissement thermal, suivie d'une analyse des eaux et d'une dissertation sur leurs propriétés. Toulouse, 1849 et 1851.

Castillon (H.). — Les bains d'Audinac. Toulouse, 1851.

Rotureau. — Audinac. In Dict. encycl. des sciences méd., t, VII.

Deboey. — Rapport à l'Académie de médecine, en 1868, sur Audinac.

Filhol et Pinaud. — Analyse chimique des eaux de la source d'Aulus. Toulouse, 1847.

Bordes-Pagès. — Notice sur les eaux minérales d'Aulus. Toulouse, 1850.

Henry (Ossian). — Analyse des eaux des sources Fouquet et Bacque d'Aulus (Ariège). Bull. de l'Acad. de méd. de Paris, 1851 et 1854.

Rotureau. — Aulus. In Dictionn. encyclopédique des sciences médicales, t. VII.

Dubuc. — Sur Audinac et sur les propriétés curatives de ses eaux minérales, 1877.

Rapport de M. Devergie sur les eaux minérales, 1867. Mémoires de l'Acad. de méd.

Rapport à l'Académie de médecine, Bouchard, 1862. Mémoires de l'Académie.

Papport de M. Pidoux, en 1863. Mémoire de l'Acad. de méd., t. XXVII.

Rapport de M. Laboulbène à l'Académie de médecine, 18 juillet 1876, sur les années 1872-73. Mémoires de l'Acad. de méd.

Bazin. — Leçons théor. et pratiq. sur la scrofule, etc., 1858.

Champouillon. — Traitement de l'anémie par les eaux minérales ferrugineuses.

Marcet. — Considérations nouvelles sur la barégine.

Mullet. — Etude d'analyses cliniques. Recherche de la barégine. Sur Barèges, 1873-74.

Lefort. — Traité de chimie hydrologique, 1873.

Salles-Girons. — Thérapeutique respiratoire.

Poggiale. — Pulvérisation des eaux minérales et sulfureuses, 1858.

Scoutteten. — De l'eau sous le rapport hygiénique et médical, origine des actions électriques.

Gigot Suard. — Affections cutanées constitutionnelles et de leur traitement par les eaux sulfureuses, 1868.

Constantin (James). — Eaux minérales.

Notice sur l'établissement des bains d'Ussat, par M. Dieulafoy, docteur-médecin. Toulouse, 1848.

De la congestion utérine et de la métrorrhagie d'origine névralgique, par le Dr P. Florez-Orteaga, Thèse de Paris, 1881.

Desnos. — Du traitement des maladies des femmes par les eaux minérales. Paris, 1874.

Revue médico-chirurgicale des maladies des femmes. Leçon faite à l'École pratique, affections utérines, par Jules Chéron, 15 mai 1879.

Précis sur les eaux thermo-minérales d'Ussat-les-Bains, par le Dr Ourgaud, décembre 1859.

Ussat-les-Bains. Études médicales sur les eaux thermo-minérales de cette station, par le Dr Th. Blondin, médecin-inspecteur. Paris, 1865.

Eaux minérales des Pyrénées, par M. E. Filhol. Toulouse. 1853.

Traité pratique des maladies de l'enfance. Barrier, 1843.

Analyse chimique des eaux minérales d'Ussat, par M. Filhol. Pamiers, 1856.

Nouvelle analyse complète de la source des Trois Césars à Aulus (Ariège), par le Dr Félix Garrigou. Toulouse, 1881.

Analyse de l'eau thermale nouvellement découverte dans la propriété de M. Gaston-Louet à Ussat, par M. Maynet-Lahens, pharmacien à Toulouse. Foix, 1832.

Fontan. — Recherches sur les eaux minérales des Pyrénées (in Annales de chimie et de physique, t. XXIV).

Anglada. — Eaux sulfureuses des Pyrénées, 1827.

Lefort (Jules). — Rapport sur un travail de M. Garrigou (Félix) sur les eaux d'Ax. In Annales de la Société d'hydrologie médicale de Paris, t. X, 1863-64.

Soubeyran, professeur à Montpellier. — Thèse de doctorat ès science. Eaux minérales sulfureuses du groupe Pyrénéen.

Sicre (Abraham). — Mémoire sur les eaux d'Ax, 1760.

Pilhes. — Traité analytique et pratique des eaux d'Ax et d'Ussat. Pamiers, 1787.

Maudinat. — Observations et réflexions sur les bains d'Ax. Journal de médecine, juillet 1788.

Dispau. — Analyses des eaux minérales d'Ax, 1809-10.

Maynes-Lahens. — Analyse des eaux minérales d'Ax. Toulouse, 1823.

Lafont-Gouzy. — Propriétés physiques, chimiques et médicales des sources d'Ax. Toulouse, 1840.

Astrié (Gustave). — De la médication thermale sulfureuse appliquée au traitement des maladies chroniques. Thèse de Paris, n° 293. Paris, 1852.

Alibert (Constant). — Traité des eaux d'Ax. Paris, 1853.

Auphan (Victor). — Les eaux d'Ax et leur application thérapeutique, 1865.

Rotureau. — In Dictionn. encyclopédique des sciences médicales. Art. Ax, t. VII.

Desnos. — In Nouveau dict. de méd. et de chir. pratiques. Art. Ax, t. IV, Paris, 1867.

Sénac-Lagrange. — Du mode d'action des eaux sulfureuses, 1876.

Fiquet (Albert). — De la constipation et de son traitement par les eaux d'Aulus. Paris, 1877.

Landry. — Recherches sur les causes et les indicat. curat. des malad. nerveuses, 1855.

Guide pratique des bains d'Ussat, par le Dr Bonnans, inspecteur de ces eaux, 4e édition. Foix, 1880.

Germain Sée. — Des dyspepsies gastro-intestinales. Clinique physiologique. Paris, 1881.

Ussat. — Pilhes, médecin-inspecteur, 1807.
    —   Guerguy, médecin-inspecteur, 1825.
    —   Vergé, médecin-inspecteur, 1842.
    —   Alibert, médecin-inspecteur des eaux d'Ax, 1859.

Les eaux d'Aulus, leurs effets physiologiques, par le Dr Alphonse Alriq Paris, 1879.

Étude chimique et médicale des eaux sulfureuses d'Ax, par le Dr Félix Garrigou. Paris, 1862.

Syphilis et mariage. Leçons professées à l'hôpital Saint-Louis par Alfred Fournier. Paris, 1880.

Du mode d'action des eaux sulfureuses, par le Dr C. Sénac-Lagrange. Paris, 1876,

Chenu. — Essai pratique de thérapeutique des eaux minérales.

Pétrequin et Socquet. — Traité génér. pratiq. des eaux minér., 1859.

Duriau. — Recherches sur l'action physiologique des bains. In Annales de la Société d'hydrologie, t. II, p. 295.

Homolle. — Archives générales de médecine, 1856, 5e série, t. VII.

Villemin. — Archives générales de médecine, mai 1864, et Revue d'hydrologie médicale, 1865.

Rapport général sur le service médical des eaux minérales de France pendant l'année 1875 à M. le Ministre de l'agriculture et du commerce, par M. G.-S. Empis, rapporteur. Paris, 1878.

TABLE DES MATIÈRES

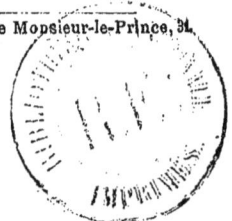

Paris. — A. PARENT, imprimeur de la Faculté de médecine, rue Monsieur-le-Prince, 31.
A. DAVY, successeur.

www.ingramcontent.com/pod-product-compliance
Lightning Source LLC
Chambersburg PA
CBHW070538200326
41519CB00013B/3073